BEIHEFTE ZUM ZENTRALBLATT FÜR GEWERBEHYGIENE
UND UNFALLVERHÜTUNG
HERAUSGEGEBEN VON DER DEUTSCHEN GESELLSCHAFT FÜR GEWERBEHYGIENE
IN FRANKFURT A. M., PLATZ DER REPUBLIK 49
BEIHEFT 15

Die gewerbliche Staublungenerkrankung

Mit Beiträgen von

Prof. Dr. **A. Böhme,** Bochum · Dr. **von Döhren,** Bochum
San.-Rat Dr. **Hollmann,** Solingen · Prof. Dr. **K. W. Jötten,** Münster
San.-Rat Dr. **Kaestle,** München · Prof. Dr. **Reichmann,** Bochum
Prof. Dr. **H. Schridde,** Dortmund · Dr. **G. Schulte,** Recklinghausen
Prof. Dr. **W. Schürmann,** Bochum

Mit 15 Textabbildungen

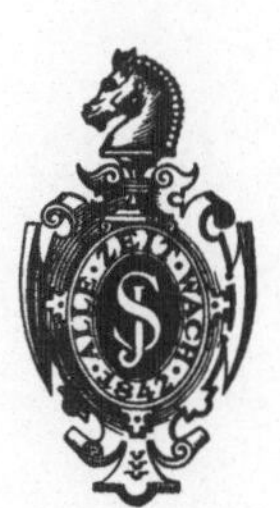

Springer-Verlag Berlin Heidelberg GmbH

ISBN 978-3-662-01894-1   ISBN 978-3-662-02189-7 (eBook)
DOI 10.1007/978-3-662-02189-7

Vorträge
des ärztlichen Fortbildungskursus
vom 4. bis 7. Mai 1929 in Bochum
über die gewerbliche Staublungenerkrankung

veranstaltet von dem

Zentralkomitee für das ärztliche Fortbildungswesen

in Preußen, Ortsgruppe Bochum

in Gemeinschaft mit

der Lehrabteilung „Industriebezirk", Sitz Bochum,

der Staatlichen Forschungsabteilung für Gewerbehygiene

beim Hygienischen Institut der Universität Münster

und der Deutschen Gesellschaft für Gewerbehygiene

———

Die Vorträge fanden statt in den Hörsälen
der Westfälischen Verwaltungsakademie „Abteilung Industriebezirk",
Sitz Bochum, Wittener Str. 61

Vorwort.

Die Verordnung des Reichsarbeitsministers vom 15. Februar 1929 bringt, soweit sie sich auf die Staublunge als entschädigungspflichtige Berufskrankheit erstreckt, für die ärztliche Begutachtung nach drei Richtungen erhebliche Schwierigkeiten.

Einmal ist die Art der Erkrankung festzustellen, da die Entschädigungspflicht auf Verstaubungen der Lunge beschränkt wird, wie sie in ganz bestimmten Betrieben mit besonderen Staubarten vorkommen.

Sodann ist der Grad der Erkrankung zu ermitteln, da nur schwere Formen — man spricht vom dritten Grad der Silikosis — zu entschädigen sind.

Schließlich ist das Zusammentreffen mit der Tuberkulose zu begutachten, wobei zwar die Frage, welche der beiden Veränderungen die ersten sind, nicht entschieden zu werden braucht, aber das Bestehen einer wesentlichen Staublungenerkrankung bei der Tuberkulose festgestellt werden muß.

Die über diese Fragen von dem Ortsausschuß für das ärztliche Fortbildungswesen in Bochum angeregte Aussprache fand vom 4. bis 7. Mai 1929 statt. Man beabsichtigte, möglichst frühzeitig eine Klärung der Fragen zum Besten der Begutachtung anzustreben an einer Stelle, wo ihnen naturgemäß das größte Interesse entgegengebracht werden mußte. Neben versicherungs-, industrie- und bergbautechnischen das Gebiet behandelnden Vorträgen und Vorführungen wurden neun ärztliche Vorträge gehalten, die wir im folgenden bringen. Sie sind in der Reihenfolge, wie sie gehalten wurden, aufgeführt, und zwar, gemäß dem mündlichen Vortrag, jeder durchaus selbständig. Es ist absichtlich auch nicht der Versuch gemacht worden, die verschiedenen — in manchen Punkten auseinandergehenden — Anschauungen auf einen Nenner zu bringen. Wir glauben dadurch der Klärung der schwierigen Fragen und der Wissenschaft überhaupt mehr zu dienen, als wenn wir in einem Gebiet, in dem noch alles im Fluß ist, einen zweifellos noch nicht reifen Versuch machen wollten, bestimmte Richtlinien aufzustellen.

Zum Gelingen unseres Unternehmens haben uns tatkräftige organisatorische und geldliche Hilfe geleistet der Magistrat der Stadt

Bochum und die Westfälische Verwaltungsakademie, Abteilung Industriebezirk Sitz Bochum, die Sektion 2 der Knappschaftsberufsgenossenschaft, die Ruhrknappschaft und das Zentralkomitee für das ärztliche Fortbildungswesen in Preußen zu Berlin. Auch an dieser Stelle wiederholen wir unseren Helfern den herzlichsten Dank.

Die Anregung zur Veröffentlichung der Vorträge ging von unseren Hörern aus, die aus allen Gegenden Deutschlands zu uns kamen, teils hohe beamtete Stellungen einnehmend, teils mit der Begutachtung besonders betraut, teils mit der Forschung über die Staublungen wissenschaftlich schon länger beschäftigt. Wir danken der Deutschen Gesellschaft für Gewerbehygiene, daß sie diese Anregung in so freundlicher Weise aufgenommen hat, und wir danken dem Verlag, daß er sie zur Tat machte.

Bochum, im Juni 1929.

Dr. Tegeler.

Inhaltsverzeichnis.

Seite

Vorwort   V

S c h ü r m a n n, W., Bochum. Gewerbestaub, seine Bekämpfung unter besonderer Berücksichtigung der gesetzlichen Maßnahmen . . .   1

J ö t t e n, K. W., Münster. Staublunge und Staublungentuberkulose. Mit 4 Textabbildungen   22

S c h r i d d e, H., Dortmund. Die pathologische Anatomie der Staublunge   50

D ö h r e n, v o n, Bochum. Zur Klinik der Staublunge   51

R e i c h m a n n, V., Bochum. Über die Begutachtung der Gesteinstauberkrankung   64

K a e s t l e, Karl, München. Über die Pneumonokoniose der Sandstein-, Kieselkreide-, Porzellan-, Granit-, Zement- und Muschelkalkarbeiter. Mit 8 Textabbildungen   73

S c h u l t e, G., Recklinghausen. Übt das Staubstreuverfahren einen schädigenden Einfluß auf die Gesundheit der Bergleute aus? 108

B ö h m e, A., Bochum. Staublunge und Tuberkulose 120

H o l l m a n n, Solingen. Schleiferkrankheit und Lungentuberkulose. Mit 3 Textabbildungen 128

Anhang: Formulare der Ruhrknappschaft 142

Gewerbestaub, seine Bekämpfung unter besonderer Berücksichtigung der gesetzlichen Maßnahmen, insbesondere auch der des Auslandes.

Von Professor Dr. W. Schürmann, Bochum-Münster
Oberarzt der Ruhrknappschaft in Bochum und
Honorarprofessor an der Universität Münster.

Die ältesten geschichtlichen Daten über die Schädlichkeit des Staubes beim Verarbeiten von Zinnober und Schwefel finden sich bei Plinius. Auch berichtet er über eine Schutzvorrichtung, eine Art Respirator. „Die mit der Reinigung des Miniums beschäftigten Arbeiter binden Blasen vor das Gesicht," „ne in respirando pulverem pernicialem trahant et tamen per illas spectent." Ähnliches berichtet Dioskurides über die Schädlichkeiten — er meint damit mehr die gasförmigen Ausdünstungen — in den Bergwerken Spaniens. Hippokrates meldet, daß viele Handwerke und Künste denjenigen, die sie ausüben, manche Plagen und Leiden verursachen. Er rät dem Arzt u. a.: Frage den Kranken, was er für eine Arbeit ausübt, und berichtet von spezifischen Erkrankungen der Bergleute und anderer Berufe. Ähnliche Überlieferungen haben wir von Galen. Das frühe Mittelalter erweitert unsere Kenntnisse auf dem Gebiete der Berufskrankheiten nur spärlich. Erst seit der Renaissance finden wir in monographischen Darstellungen reichen Stoff zur Vertiefung in das Gebiet der Berufskrankheiten, sei es im Bergbau, im Hüttenwesen, in der Goldschmiedekunst, Alchimie, in der Edelglaserzeugung, Keramik, in der Schiffahrt und ähnlichen Berufszweigen. Eingehende Darstellungen über die Krankheiten der Berg- und Hüttenleute usw. sind aus dieser Zeit vorhanden. Es seien hier nur die Namen genannt von Willius, Tobias Kober, William Cockborn, Georgius Agricola, Athanasius Kircher. Auch enthalten diese Monographien schon kasuistische Zusammenstellungen über verschiedene gewerbliche Erkrankungen, wie z. B. Bleivergiftungen der Töpfer und Hüttenarbeiter, Schädigungen durch Arsen und Quecksilber, Grubengas, über die Steinhauerlunge. Im Jahre 1551 berichtet Amatus Lusitanus, daß die mit der Bereitung von Gips und Kalk beschäftigten Arbeiter zum größten Teil an Lungenschwindsucht zugrunde gingen. Paracelsus beschreibt vor allem das chronische Lungenleiden der Bergleute, „die Lungsucht", „das Asthma" und „Keicken" (Keuchen). Martin Pansa, Stadtarzt zu Annaberg in Sachsen, hat im Jahre 1614 die Lungenerkrankungen der Bergarbeiter und auch das Asthma der Getreidemesser als erster ausführlicher besprochen. Über Lungenerkrankungen schreibt im Jahre 1656 Samuel Stockhausen, Stadt- und Bergwerksarzt zu Goslar, in seinem berühmten Buche über Bleivergiftung. Er betont die Symptome des „massenhaften Staubes und des Rußes von den Fackeln und Lampen", als „Tussis frequenz, Raucedo und Phthisis superveniens" und gebraucht zur Bezeichnung ihrer Brustbeschwerden den Ausdruck „Asthma montanum". Im Jahre 1649

wurde die erste Sektion einer Steinhauerlunge von Isbrand van Diemer-
broek ausgeführt. Die Sektion ergab bei tödlich endigenden Asthma-
anfällen „mit feinem Staub vollgestopfte Lungenbläschen". Das Asthma
montanum und die Staublunge wurden im 17. und auch im 18. Jahr-
hundert für ganz verschiedene Krankheiten gehalten. Ein größeres aus-
gezeichnetes, originelles Sammelwerk „De morbis artificum diatribe"
wurde im Jahre 1700 von dem Paduaner Professor Bernardo Ramaccini
herausgegeben. Als erster erkannte er die soziale Bedeutung der gewerblichen Erkrankungen und betonte stets die Wichtigkeit der Kenntnis
derselben. Außer den gewerblichen Erkrankungen durch chemische Stoffe
erwähnt er auch die schädliche Wirkung des Staubes auf die Atmungsorgane. Zur Information ging er selbst zu den Berufsarbeitern, fuhr in
die Bergwerke ein, stieg in Brunnenschächte, sammelte die einschlägigen
Erfahrungen seiner Berufskollegen. Seinem obenerwähnten Werk lag
ein mehr als vierzigjähriges Studium zugrunde. Begreiflicherweise fand
sein Werk bald vielseitige Beachtung, besonders im Auslande, in Frankreich und England, und erweckte daselbst Anregung zur Nachprüfung
der beschriebenen Krankheitsformen, während es in Deutschland bis gegen
Mitte des 19. Jahrhunderts das alleinige Lehrbuch über das Gebiet der
Berufskrankheiten blieb. Erst zu Beginn des 19. Jahrhunderts, und zwar
gleichzeitig mit dem Aufschwung der deutschen Industrie, entwickelte sich
auch die Gewerbepathologie. Im Jahre 1845 erschien ein Werk von Halfort,
welches die Entstehung, Verlauf und Behandlung der Krankheiten der
Künstler und Gewerbetreibenden behandelt, und in den folgenden Jahrzehnten ist die Literatur, die sich mit der Gewerbehygiene befaßt, in
Deutschland und auch im Auslande ansehnlich gewachsen. Im Jahre 1831
wurde die wahre Natur des Miner's asthma von Gregory gelegentlich
der Sektion einer Bergmannslunge mit Anthrakose aufgeklärt; der chemische Nachweis der schwarzen Masse als Kohlenmasse wurde von Christi-
son geführt. In Deutschland konnte im Jahre 1866 Zenker in einer
Lunge den Nachweis von Eisenoxyd erbringen. Er nannte diese Lungenerkrankung Siderosis pulmonum und bezeichnete die Erkrankung der
Lunge durch Staub mit dem Namen Pneumonokoniosis, den wir heute
gewöhnlich als Pneumokoniosis bezeichnen. Für die Steinstaublunge wurde
im Jahre 1869 von Meinel der Name Chalicosis eingeführt. Die zweite
Hälfte des 19. Jahrhunderts brachte mannigfache Verwirrungen in der
Beurteilung der Staubkrankheiten. Nach Virchow sollte das schwarze
Lungenpigment aus dem Blute, nicht aus der Kohle stammen. Fran-
zösische Forscher vertraten die Ansicht, daß die Lungenanthrakose durch
Verschlucken des Kohlenstaubes entstünde.
Über die Schädigungen des Eisen- und Stahlstaubes, dem die Metallschleifer ausgesetzt sind, liegen nur wenige Arbeiten vor. Hauer (1832)
berichtet über nicht ungünstige gesundheitliche Verhältnisse unter den
Schleifern im Gegensatz zu den englischen Berichten über das Gesund-
heitsbild der Sheffielder Schleifer, bei Viebahn (1836) werden Staubschädigungen nur angedeutet. Trotz der in Deutschland bekannten
Arbeiten von Paracelsus, Ramaccini usw. über Staublunge und Asthma
der Steinmetzen ist bis zur Mitte des vorigen Jahrhunderts in der deutschen Literatur nichts über das Asthma der Schleifer bekanntgeworden.
Nasse ist der erste, der über die Schleiferkrankheit berichtet; er meint,
daß die Schleiferarbeiten nicht länger als zwölf Jahre ausgehalten würden,
und daß zum Schutze der Arbeiter Atemschützer zu empfehlen seien.
Die erste deutsche Arbeit über die Staubschädigung bei Schleifern stammt
von Pappenheim aus dem Jahre 1860. Ich verweise hier auf die ausführliche Darstellung, die sich mit der Staubgefährdung und den Staubschädigungen der Metallschleifer beschäftigt, von Teleky, Lochtkemper, Rosenthal-Deußen und Derdack (Schriftenreihe zum
Reichsarbeitsblatt, „Arbeit und Gesundheit", H. 9).

Nach diesen kurzen geschichtlichen Darlegungen möchte ich mich zunächst über die Herkunft und die krankmachende Wirkung der verschiedenen Staubarten auslassen. Man unterscheidet nach der Herkunft tierischen, pflanzlichen, mineralischen Staub und Staub von Artefakten. Der tierische Staub entwickelt sich bei der Verarbeitung von Elfenbein, Horn, Fischbein, Knochen, Perlmutter, Fellen, Leder, Borsten, Schafwolle, Haaren (Roß-, Hasen-, Kuhhaaren), Federn usw. Der pflanzliche Staub entsteht in Gewerbebetrieben mit Getreide, Arzneipulvern, Gewürzen, Baumwolle, Hanf, Jute, Flachs, Tabak, Holz, Steinnuß und pflanzlichen Rinden (Gerberlohe), weiter mit Hadern, Kunstwolle und Papier. Der mineralische Staub bildet sich bei der Bearbeitung von Steinkohle, Marmor und anderen Kalksteinen, ferner bei Ton und Porzellanerdebetrieben. Dazu gehören auch die durch Schmirgel, Bimsstein, Sandstein, Granit und Schiefer hervorgerufenen Staubarten. Zu den Artefakten rechnet man den Staub von Glas, Glasuren, Emaille, Galalit, Ziegeln, Zement, Thomasschlacke, Zelluloid, Eisen, Stahl, Bronze, Bleilegierungen, ferner die in der chemischen Industrie, insbesondere auch der Farbenindustrie entstehenden Staubarten. Staubgemische nennt man ein Gemisch aus Staub des Schleifmittels und des zu bearbeitenden Stückes.

Als schädigendes Agens kommt nur der in der Luft schwebende Staub in Betracht.

Der Erwachsene atmet ungefähr mit jedem Atemzug $1/2$ l Luft ein, also am Tage 12 cbm.

Während man in der freien Luft selbst in trockenen Zeiten nur etwa 0,49 mg Staub im Kubikmeter findet, beträgt nach den Untersuchungen von Hesse und Ahrens u. a. (1894) die Staubmenge im Kubikmeter Luft:

in einer Roßhaarspinnerei	10 mg	in einer Zementfabrik . .	224 mg
„ „ Kunstwollfabrik .	20 „	„ „ Kohlengrube . .	14 „
„ „ Filzschuhfabrik .	175 „	„ „ Erzgrube	14 „

Koelsch (1911) fand in Zementfabriken, und zwar neueren Betrieben mit Absaugung, Durchschnittswerte von 100—200 mg im Kubikmeter Luft.

Danach würde ein Arbeiter während seiner zehnstündigen Arbeitszeit folgende Staubmengen aufnehmen:

	pro Tag g	pro Jahr g
In einer Roßhaarspinnerei . .	0,05	15
„ „ Kunstwollfabrik . .	0,10	30
„ „ Zementfabrik . . .	1,12	336

Diese genannten Werte sind natürlich je nach den Arbeitsbedingungen (Luftraum, Ventilation usw.) außerordentlich verschieden und können nicht als stabile Werte angesehen werden.

Der in den verschiedenen Betrieben entstehende Staub wird sich je nach der Größe seiner Teilchen, nach seinem spezifischen Gewicht und nach seiner Form in bezug auf seine Schwebefähigkeit verschieden verhalten. Rotierende Maschinen, wie sie z. B. in Schleifereien gebraucht werden, erhöhen ebenfalls die Flugfähigkeit des Staubes. Je kleiner die Staubteilchen sind, desto leichter dringen sie in das Lungengewebe ein. Nach Mavrogordato sind große Partikelchen über 5 μ verhältnismäßig bedeutungslos, kleine Partikelchen von 5—$^1/_4$ μ gefährlich, Teilchen von $^1/_4$—$^1/_{12}$ μ verhältnismäßig bedeutungslos; Partikelchen über 10 μ im Durchmesser gelangen nicht in die Alveolen. Der durch die Einatmung aufgenommene Staub wird nach den Untersuchungen von Lehmann beim Menschen zu 50% von der Nase abgefangen, 3—12% werden wieder ausgeatmet; von dem in tiefere Atmungswege aufgenommenen Staube werden bis zu 24% mit dem Rachenschleim verschluckt. Trotzdem müssen wir annehmen, daß jeder eingeatmete Staub den Organismus des Arbeitenden schädigt. Die Einatmung hängt von der Konstitution, vom Alter, von dem Tempo der Arbeit, von der durch die Arbeit bedingten Körperhaltung und von der Beschaffenheit des Arbeitsraumes ab. Die Wirkung der verschiedenen Staubarten kann:

1. Mechanisch reizend auf Atmungswege und die unbedeckten Körperteile,
2. chemisch reizend sein, und zwar lokal oder allgemein,
3. durch krankmachende mitgeführte Parasiten schädigen.

Mechanisch reizend wirken scharfkantige Staubteilchen. Die Ansicht, die Gefährlichkeit des Staubes nach seiner Struktur zu bemessen, wird heute von einer Zahl Forscher noch geteilt. Für andere Forscher hat diese Ansicht nur noch ein historisches Interesse. Vor allem spielt neben Form und Stärke die chemische Beschaffenheit des Staubes und die Größe der Staubpartikelchen eine nicht untergeordnete Rolle. Staub mit großem Gehalt an freier Kieselsäure führt zur Fibrose der Lunge mit nachfolgender Tuberkulose. Die kieselsauren Salze oder Silikate sind von sehr viel weniger schädlicher Wirkung. Besonders gefährlich sind demnach die Staubarten, die kieselsäure- und quarzhaltig sind und durch ihre scharfen Ecken und Kanten die Schleimhäute reizen. Am ungünstigsten erwiesen sich die gesundheitlichen Verhältnisse der Mühlsteinarbeiter und Steinmetzen, da der Sandstein durchschnittlich 50% Quarz enthält. Nach den Aufzeichnungen von Calwes über die Berufsgefahren der Steinarbeiter ergab sich, daß unter 100 erkrankten Arbeitern 86 an Erkrankungen der Atmungsorgane und von diesen wieder 55 an Lungentuberkulose starben. Sutherland und Rivers beobachteten bei 5% der Steinbrucharbeiter Pneumokoniose. Den gleichen Prozentsatz fand Böhme bei den Arbeitern der holländischen Steinbruchindustrie. Das durchschnittliche Lebensalter der Steinarbeiter überschreitet das 4. Jahrzehnt nicht. Verhältnismäßig harmlos ist der

reine Kohlenstaub, der bei bestimmten Berufsarten, den Kohlen-
bergarbeitern, zur Anthrakose führt. Ist er aber mit Silikaten ge-
mischt, und das ist der Fall, wenn die Flöze zwischen silikathaltigem
Gestein verlaufen, wird der harmlose Kohlenstaub auch für das
Lungengewebe gefährlich, besonders, da seit den Jahren 1905/06 die
Kohlengewinnung mit Abbauhämmern betrieben wird, wodurch feiner
Staub in die umgebende Luft des Arbeiters gelangt. Am meisten gefährdet sind in den Bergwerken die Gesteinshauer, die im Laufe der
Jahre eine als Chalikose bezeichnete pathologische Lungenveränderung zeigen. Bei 184 Kohlenhauern als Krankenhausinsassen beobachtete Böhme in 28 % Pneumokoniose nach mehr als 10 jähriger
Untertagearbeit, bei 126 Gesteinshauern der gleichen Art 66 % Pneumokoniose. Weiter konnte Böhme bei seinen Patienten feststellen,
daß von 52 Kohlenhauern, die an Pneumokoniose litten, 2—3,9 %,
von 132 Kohlenhauern ohne pneumokoniotische Veränderungen 6
bis 4,6 % eine aktive Tuberkulose, von 83 Gesteinshauern mit Pneumokoniose 16—19,3 % und von 43 ohne Pneumokoniose 2—4,7 %
eine Tuberkulose aufwiesen. Daraus ist ersichtlich, daß die Gesteinshauer ganz besonders der Komplikation mit Tuberkulose ausgesetzt
sind. Auch unsere eigenen jahrelangen Beobachtungen an Tausenden
von Fällen bestätigen das Gesagte.

Ungünstig sind auch die Gesundheitsverhältnisse der Por-
zellan-, Steingut- und Tonwarenarbeiter. In diesen Gewerben
kommt es zu reichlicher Staubentwicklung, und zwar spitzzackiger
Staubarten. Das Rohmaterial besteht bei Porzellan in der Hauptsache aus Delfspat, Quarz, der als schädlich bekannt ist, Kaolin, das
nach den Untersuchungen der verschiedenen Autoren wie auch nach
Koelsch wegen seiner wechselnden Zusammensetzung an Quarz und
Feldspat nicht ungefährlich erscheint, während nach Leymann und
Vollrath der in den Porzellanfabriken schwebende Staub, das Kaolin, mikroskopisch amorphe Gebilde von kolloidartiger und verhältnismäßig harmloser Eigenschaft darstellen. Der Quarzgehalt des
europäischen Hartporzellans schwankt zwischen 12 und 30 %, an
Ton enthält es 66 %, an Feldspat 17—37 %. Die größte Zahl der
Todesfälle unter den Porzellanarbeitern weisen die Dreher, Former
und die Glasurarbeiter auf, da die Glasur die meiste Kieselsäure enthält. Bei den eigentlichen Porzellanarbeitern, den sog. „Porzellinern",
übt der eingeatmete Staub eine Reizung der oberen Luftwege aus, er
führt zur Entwicklung von Staublungen und weiter zu tuberkulösen
Prozessen der Lunge. Die Dreher sind, wie gesagt, am meisten den erwähnten Erkrankungen ausgesetzt und erreichen die höchsten Pro-
zentsätze von Staublungenerkrankungen nach 15—30 Arbeitsjahren
(Koelsch). Nach Harms und Holtzmanns Untersuchungen
waren unter 41 Porzellinern röntgenologisch 31 = 75 % an Staublunge erkrankt, während nach Roessle unter 45 obduzierten Porzellinern 20 Staublungen gleich 44 % gefunden wurden. Nach einer

Statistik von Koelsch steigt die Pneumokoniose nach dem Berufsalter von 40,3% (bei 0—5jähriger Arbeitsdauer) bis 100% (bei 30—35jähriger Arbeitsdauer) an. Eine weitere statistische Aufzeichnung von May und Petri beleuchtet die gesundheitlichen Schädigungen, denen die Porzellanarbeiter ausgesetzt sind.

Männer mit einem durchschnittlichen Berufsalter von 17,5 Jahren wiesen nur zu 6% keine Koniose auf;

fragliche Koniose wurde bei 26 %
sichere   „   I.   „   30 %
„   „   II.   „   26 %
„   „   III.   „   12 %

nachgewiesen.

Bei der Herstellung von Steinguttöpferwaren und Ofenkacheln tritt trotz der feuchten Verarbeitung des Tones durch das Antrocknen des Tones an Kleidung, Fußböden usw. doch noch Staubbildung auf. Staublungen sind nicht beobachtet. Die Erkrankungen der Luftwege sind um etwa 40% höher als die der übrigen Bevölkerung. Das Durchschnittsalter dieser Arbeiter soll 43 Jahre betragen.

Der Zementstaub, der beim Trockenmahlen des Rohstoffes, beim Ziehen und Verpacken des fertigen Zementes entsteht, wirkt durch seine hygroskopische Beschaffenheit und durch seinen Gehalt an Silikaten reizend auf die Lungen und greift nebenbei auch die Haut, die Augenbindehäute und die Schleimhaut der Nase an. Nach Koelsch schwankt der Staubgehalt der Luft in Zementfabriken zwischen 55—1720 mg im Kubikmeter Luft. Der rohe Zementstaub besteht aus runden Körnern von ca. 4—5 μ, der fertige Zementstaub aus sechseckigen Schollen von 10—12 μ im Durchmesser.

Im allgemeinen sind die Arbeiter in Kalk-, Zement- und Gipsbetrieben gesundheitlich günstiger gestellt. Nach Schultze erkranken in der preußischen Zementindustrie unter 29000 Versicherten im Jahresdurchschnitt 73 an Lungentuberkulose mit 18 Todesfällen. Das ergibt 2,5% an Erkrankten und 0,66% an Gestorbenen. Bei Gipsarbeitern fand Schultze unter 158 Arbeitern nur 6 tuberkulöse. Die unschädliche Wirkung dieser Staubarten beruht darauf, daß sie aus feinsten Körnchen mit runden Konturen ohne Spitzen und scharfkantigen Ecken bestehen. Selbst bei Einatmung von großen Staubmengen tritt eine körperliche Schädigung der Arbeiter nicht ein.

Bei den Glasarbeitern wirkt der feine scharfkantige Glasstaub, der sich beim Zerkleinern, Sieben und Mischen bildet, schädigend. Bei allen Glasstaubarten ist die Kieselsäure das schädigende Agens. Unter der Staubentwicklung leiden vor allem die Schmelzer und Schleifer. Nach statistischen Angaben beträgt die Lebensdauer der Glasarbeiter 35,2 Jahre, die der Schleifer speziell 32,6 Jahre.

Während der Eisenstaub als solcher nach den Untersuchungen von Collis, Jötten und Arnoldi kein gefährlicher zu sein scheint, ist die Gefährlichkeit des Stahlschleifstaubes, eines Staubgemisches, das sich einmal aus dem verarbeiteten Material und weiter aus dem Schleifmittel zusammensetzt, erwiesen. Die Metallschleifer, die Fräser, die Polierer, die Gußputzer usw. sind es vor allem, die der Einatmung des Metallstaubes ausgesetzt sind. Die Metallgegenstände werden mittels Sandstein oder Schmirgelscheiben geschliffen, während zum Polieren und Trockenschleifen Holzscheiben mit aufgelegtem Leder mit Schmirgelmasse oder mit Wiener Polierkalk bedeckt, verwendet werden. Zuweilen werden auch Tuchscheiben oder Schmirgelpapier benutzt. Der Schleifstaub besteht aus bizarr geformten Metallteilchen mit Häkchen und Spitzen versehen und aus kristallinischer Kieselsäure oder Schmirgel (Caborundum = SiC). Die Staubentwicklung ist besonders beim trockenen Schleifen außerordentlich intensiv.

Nach Beattie und Macklin und Middleton fällt das Hauptsterbealter der Metallschleifer an Lungentuberkulose in die 50er Jahre. Nach Gray hat der „Trockenschleifer von Sheffield noch nie seine Enkel gesehen, da er immer in einem Alter stirbt, bevor seine Kinder erwachsen sind". In Solingen soll die Sterblichkeit der Metallschleifer bis zum Beginn dieses Jahrhunderts doppelt so hoch wie die der übrigen Bevölkerung gewesen sein. Erschreckend hoch ist die Tuberkulosesterblichkeit unter den Schleifern. Unter den Solinger Schleifern (29,9) und unter den Schleifern der Ortskrankenkasse (30,6) ist sie doppelt so groß als unter der übrigen Bevölkerung (14,7); aber wiederum um fast das Zweiundeinhalbfache größer als unter den Schleifern Solingens ist sie unter denen Cronenbergs (73,5 %). Unter den Schleifern Remscheids ist sie fast sechsmal so groß (97,6) als unter der Gesamtbevölkerung Remscheids (17 %). Infolge der Besserung der Betriebsverhältnisse, der Fortschritte der Technik und der Besserung der sozialen und wirtschaftlichen Verhältnisse ist besonders in Solingen ein Sinken in der Tuberkulosesterblichkeit der Schleifer festzustellen. Auch aus Amerika wird berichtet (Clark und Simmons), daß nach Einführen der künstlichen Schleifsteine, die seit Ende des vorigen Jahrhunderts in allmählich wachsendem Maße Verbreitung finden, guter Entstaubungsanlagen und Ersatz des Trockenschleifens durch Naßschleifen die Zahl der Pneumokoniose und Tuberkulose sich bedeutend vermindert hat. Wesentlich unterstützt wurden die Bekämpfungsmaßnahmen durch gesetzliche Vorschriften und die Arbeit der Gewerbeaufsicht. Eine Verordnung vom 7. Juli 1875 hatte für Trockenschleifsteine und Bürstenscheiben direkte Absaugungsvorrichtungen vorgeschrieben; die Sandsteine, die zum Trockenschleifen der Schwerter bestimmt sind, waren von der Verordnung ausgenommen. Eine weitere Verordnung vom 30. Juni 1898 verlangt hygienisch einwandfreie Arbeitsräume (Luftraum von 16 cbm pro Person), zweckmäßige Absaugungsvorrichtungen bei allen zum Trockenschleifen dienenden Steinen, zum

Trockenpliesten und zum Polieren mit staubendem Material dienenden Scheiben und verbietet das Abdrehen der Steine ohne besondere Absaugungsvorrichtung während der Arbeitszeit. Auch enthält sie Unfallverhütungsvorschriften.

Eine weitere besonders gefährliche Staubschädigung tritt im Schneeberger Gebiet im Erzgebirge auf. Es handelt sich um Abbau von Kobalt-, Nickel- und Wismuterzen, die insbesondere in der Farbenindustrie Verwertung finden. Die Gruben, in denen die Erze gewonnen werden, sind an sich sehr feucht, so daß sogar die Grubenhölzer dick mit Schimmelpilzrasen bewachsen sind. Trotzdem entsteht bei den mit Bohrhämmern gebrochenen Erzen eine reiche Entwicklung eines scharfen schneidenden Staubes, dem die Arbeiter ausgesetzt sind. Dazu kommt noch, daß sie nach angestrengter Arbeit von den auf kahler Höhe liegenden Gruben einen weiten Weg bis zu ihren Heimstätten haben und durch Witterungseinflüsse den Erkältungskrankheiten ausgesetzt sind. Nach nicht allzu langen Arbeitsjahren sind die Schneeberger Erzbergleute bergfertig und verfallen einem mehr oder weniger langem Siechtum. Nach den Untersuchungen von Rostoski, Saupe und Schmorl, die 154 Bergleute untersuchten, starben im Verlaufe von $3^1/_4$ Jahren 21. Bei 13 Verstorbenen konnte durch die Sektion Lungenkrebs festgestellt werden. Die Statistik ergab, daß 71% der Schneeberger Bergleute an Lungenkrebs zugrunde gehen. Es handelt sich hier um eine Pneumokoniose durch Einatmung von Erzstaub mit nachfolgendem, meist von der Lungenwurzel ausgehendem Epithelkrebs. Der Staub der Schneeberger Erzgruben ist in doppelter Weise schädlich, einerseits rein physikalisch, weil er spitz und scharf ist, andererseits durch seine chemische Beschaffenheit, nämlich seinen Arsengehalt. Vermutet wird auch, daß der starke Radiumgehalt der Grubenluft (bis 70 Mache-Einheiten im Liter) die Staubsplitter noch schädigend beeinflussen, daß sie in der Lunge noch emanieren.

Eine besonders schädigende Staubart, die ich nicht unerwähnt lassen möchte, ist der Staub der gemahlenen Thomasschlacke, die bei der Entphosphorung des Eisens in den Thomasschlackenwerken gewonnen wird, und die wegen ihres Phosphorgehaltes ein geschätztes Düngemittel darstellt. Sie besteht aus Phosphorsäure 17,5%, Kalk 49,6%, 7,5% Kieselsäure, Eisenmanganoxyd, Magnesium u. a. Mikroskopisch zeigt die Thomasschlacke scharfkantige glasartige Splitterchen und scharfe Eisenkörner, außerdem amorphe und stäbchenförmige Bestandteile. Auf die Atmungsorgane wirkt der Thomasschlackenstaub außerordentlich schädigend, erzeugt heftige Bronchialkatarrhe und bösartig verlaufende Lungenentzündungen und wirkt außerdem infolge seines Kalkgehaltes (Phosphorkalzium) ätzend. Letalität betrug 50%. Die hohe Sterblichkeitsziffer gab Anlaß zu dem Erlaß der Bundesratsverordnung vom 25. April 1899, welche regelmäßig ärztliche Untersuchung sowie Staubverhütungsmaßnahmen forderte, und die Verordnung vom 3. Juli 1909, die sich mit dem Mahlen und der Lagerung der Thomasschlacke befaßt.

Schließlich wäre der Vollständigkeit halber noch zu erwähnen der Gesundheitszustand der Arbeiter in Blei-, Zinn-, Zink-, Gold- und Kupferschieferbergwerken. Wenn auch der Staub der genannten Metalle an sich keine Pneumokoniose erzeugt, so wurden doch des öfteren Pneumokoniosen unter diesen Bergleuten beobachtet, weil die Metalladern meist, und besonders in England, zwischen Quarzgestein liegen, so daß bei der Gewinnung Quarzzerstäubung nicht zu vermeiden ist. Auch ist die Tuberkulosesterblichkeit der betreffenden Bergleute nach Collis und Purdy eine ziemlich hohe. In den Zinkminen von S. W. Missouri erkranken die Bergleute durchschnittlich nach einer Arbeitszeit von 4—5 Jahren; in den Goldminen an der Küste des Stillen Ozeans dagegen schon nach 6 bis 18 Monaten. Im Mansfelder Gebirgskreise, wo Kupferschiefer gewonnen wird, der zwischen Sandsteinschiefer eingelagert ist, werden ähnliche Ergebnisse von Ickert berichtet.

Soweit die anorganischen Staubarten. Im allgemeinen kann man sagen, daß die organischen Staubarten weit weniger gesundheitsschädigend wirken, daß sie als solche keine Staublunge und keine Tuberkulose hervorrufen. Ist aber der organische Staub mit anorganischen Bestandteilen, wie Sand usw., vermengt, so können in solchen Gewerben Staublungen vorkommen, wie z. B. bei Flachshechlern und Teppichwebern.

Im großen und ganzen sind alle Textilarbeiter Staubschädigungen ausgesetzt, da bei der Zubereitung der Rohmaterialien, wie Baumwolle, Wolle, Flachs, Hanf, Jute, besonders bei der Vorbereitung, beim Sortieren, Krampeln und Schlagen und auch wenn die Garne schon gesponnen sind, beim Schlichten, immer größere Staubmengen aufgewirbelt werden. Über die Schädigung der Arbeiter in Woll- und Baumwollbetrieben liegen wenig statistische Unterlagen vor. Eine von Blum in München-Gladbach aufgestellte Statistik, die über die bei den Textilarbeitern vorkommenden Erkrankungen handelt, ergab, daß in dem Krankenhause Mariahilf unter 100 Schwindsüchtigen 86 Textilarbeiter waren. Nach den Mitteilungen aus Österreich erkrankten in Baumwollspinnereien im Jahre durchschnittlich 20% der Arbeiter, davon 6,4% an Bronchitis, 4,7% an Pneumonie, 2,1% an chronischer katarrhalischer Pneumonie und 1,8% an Phthise, also im H. 15% an Erkrankungen der Atmungsorgane. Demnach betrugen die Lungenerkrankungen 75% aller anderen Erkrankungen. Nach Schweizer Statistiken erkrankten unter 1000 Baumwollspinnern, und zwar den in sehr staubigen Vorbereitungen beschäftigten 71,9; dagegen von den eigentlichen Spinnern nur 39,8. Unter den Webern erkrankten nach Berichten von Schuler und Burkardt in der Spulerei 62,1, von den eigentlichen Webern nur 50,1.

Der bei der Holzbearbeitung entstehende Staub ist besonders da eine Plage, wo das Holz mit Schmirgelleim oder mit Schmirgel oder Flintscherben abgeschliffen wird. Je härter das Holz, um so feiner ist der Staub, der aus Holzgewebsteilen mit zerrissenen scharfen Rändern entsteht. Daneben sieht man geknickte Holzfaserzellen, Markstrahlen und spitze Gefäßzellen. Wenn auch längere Zeit dieser Staub vertragen wird, so setzt er sich doch fraglos mit der Zeit reizend in den Atmungswegen fest.. Für ein direktes Eindringen des Holzstaubes in das Lungengewebe hat man den Beweis noch nicht erbracht, trotzdem ist die Sterblichkeitsziffer im Tischlergewerbe eine hohe. Nach einem Rechenschaftsbericht der genossenschaftlichen Tischlerkrankenkasse aus dem Jahre 1891 waren 74,5 % der Todesfälle unter den Tischlern auf das Konto der Schwindsucht zu schreiben. Nach Koelsch beträgt die Sterblichkeit an Tuberkulose auf 1000 Lebende bei Schreinern 13,37, bei Holzarbeitern 10,06, bei männlichen Berufen überhaupt nur 3,07 %. Ähnliche Verhältnisse liegen bei den Drechslern und bei den Steinmetzarbeitern vor.

Über die an Tieren experimentell festgestellten Schädigungen der Lunge, welche einige der erwähnten Staubarten setzen, wird in einem späteren Vortrage Herr Professor Jötten aus eigener Erfahrung berichten.

Es wäre noch zu sprechen über Schädigungen durch Mikroorganismen und Schimmelpilze, die mit dem eingeatmeten Staub in den menschlichen Organismus gelangen. Insbesondere handelt es sich um Milzbrand in den Gewerbebetrieben mit Borsten und Haaren und Gerbereien. Auch sei an die Aktinomykose erinnert, die mit dem Getreidestaub übertragen werden kann.

Die Gewerbehygiene beschäftigt sich mit den Maßnahmen, die darauf hinzielen, die Staubentwicklung möglichst einzuschränken und den unvermeidlichen Staub zu beseitigen. Bei der Verschiedenartigkeit der Staubquellen und Betriebe ist es ausgeschlossen, in dem beschränkten Rahmen dieses Vortrages all die Maßnahmen zu erwähnen, die zur Staubverhütung in den verschiedensten Betrieben zur Anwendung kommen. Ich kann daher nur allgemeine Richtlinien darüber geben, wie die Staubgefahr vermindert und womöglich beseitigt werden kann. Wenn auch unter Umständen technische Schwierigkeiten und erhebliche Kosten durch die Staubverhütungs- und -bekämpfungsmaßnahmen entstehen, so müssen dieselben zum Schutz der Arbeiter überwunden werden. Eine wichtige Schutzmaßnahme ist das Anfeuchten des Materials. Je mehr das Naßschleifen, das Schleifen unter Wasser, das Naßbohren an die Stelle der Trockenbearbeitung tritt, um so sicherer wird die Staubentwicklung vermieden. In der Textilbranche ist zu fordern, daß das zu verarbeitende Material (Jute, Hanf, Wolle) eingefettet wird, daß soweit wie möglich nasses oder halbnasses Garn gesponnen wird. In der Glasschleiferei ist ebenfalls dafür zu sorgen, daß an Stelle der Trockenschleiferei

Naßschleiferei tritt. In den Bergwerken werden seit 1905 Bohr-hämmer verwendet, die eine starke Staubentwicklung beim Bohren erzeugen. Eine preußische Vorschrift fordert bei Verwendung von Lufthämmern Wasserberieselung zur Niederschlagung des Bohrmehles. Infolge der Belästigung der Arbeiter durch die umherfliegenden nassen Teilchen wird oft von ihnen in unbewachten Augenblicken die Be-rieselung abgestellt. Man läßt aus diesem Grunde in den Minen Südafrikas während der Arbeitszeit den Staubgehalt der Grubenluft durch besondere Beamte des öfteren kontrollieren. Über die Staub-bestimmungsmethoden will ich mich an dieser Stelle nicht auslassen. Eine deutsche Bundesverfügung bestimmt auch für Steinmetzen usw., daß an der Arbeitsstätte stets genügend Wasser zur Anfeuchtung des Steinmaterials vorhanden sein muß. Es ist aber bekannt, daß hartes Gestein beim Zerschlagen trotz Befeuchten immer noch feinen Staub entwickelt.

In Betrieben, wo der Staub das Produkt der Arbeit ist, wie in der Zementindustrie, in Getreidemühlen, in der Thomasschlackenmühle, muß die Anlage so gesichert sein, daß der Staubentwicklungsraum soweit wie möglich hermetisch abgeschlossen ist, daß der Staub nicht in den Arbeits- bzw. Maschinenraum gelangen kann. Dieselben An-forderungen muß man an die Räume stellen, wo Material zerkleinert, gemischt, gesiebt und für den Transport verpackt wird.

Ist aber der Staub nicht der Zweck der Anlage, sondern nur Ab-fall, muß er an der Entstehungsstelle mittels künstlicher Absaugung durch Exhaustoren abgefangen und entfernt werden, sei es, daß inner-halb des ummantelten Raumes selbst ein saugender Luftstrom wirkt, oder daß der Staubherd selbst von einem Mantel umgeben wird, der mit einer Saugleitung verbunden ist. So kann man sämtliche Arbeits-maschinen oder mittels Schieber nur einen Teil der Maschinen oder jede einzelne Maschine nach Bedarf an die Saugleitung anschließen. Wegen Belästigung der Anwohner darf der gesammelte Staub nicht in die Luft geblasen werden, es sei denn, daß ständiger Luftzug vor-handen ist. Brennbaren Staub in die Kesselheizung; wertlosen Staub leitet man am besten ins Wasser, während wertvoller Staub der Wirtschaftlichkeit wegen in Filtern, Zyklonen oder Staub-kammern aufgefangen wird. Überall da aber, wo derartige tech-nische Anlagen nicht möglich sind, ist es geboten, die Staub-arbeiten im Freien oder in gut ventilierten Hallen vorzunehmen. Zum Schutz der Staubarbeiter selbst dienen Schutzkleider, reichliche Wasch- und Badegelegenheiten und schließlich Respiratoren, die aber auf Abneigung bei den Arbeitern stoßen, da sie die Atmung er-schweren und auch oft wegen ihres schlechten Abschlusses den be-absichtigten Effekt beeinträchtigen. Es wird auch schwierig sein, Atmungsmasken von solcher Feinheit herzustellen, daß Staub-partikelchen von 1—5 μ Größe, wie sie in die Alveolen eindringen und ohne Beeinträchtigung der Atmung zurückgehalten werden. Vom

Osramwerk, Berlin, wird ein Apparat „Lix" in den Handel gebracht, der nach Berichten von Domann von den Arbeitern in Sandmühlen bis zu einer halben Stunde getragen werden kann. Nach Schablonski sollen aber mindestens 10% Staub das engmaschige Filter passieren. In vielen Betrieben werden an Stelle der Respiratoren feuchte Schwämme, Tücher usw. benutzt. Zum Schutze der Augen dienen Schutzbrillen.

Eine andere Maßnahme, um die Krankheits- und Sterbeziffern unter den Arbeitern in staubhaltigen Betrieben sinken zu lassen, ist die Auslese und die wiederholte Nachuntersuchung derselben. Es handelt sich nicht nur darum, eine Auslese von den für die Staubbetriebe geeigneten Arbeitern zu treffen, sondern auch um die negative Auslese, d. h. schwächliche und körperlich Minderwertige von solchen Betrieben fernzuhalten. Im Bergbau hat die aktive Auslese durch das sog. Anlegeattest, d. h. ein ärztliches Gesundheitsattest, bis zum Jahre 1923 bestanden, das die Geeignet- oder Ungeeignetheit des Betreffenden für bergmännische Arbeiten bescheinigt. Bestrebungen sind im Gange, diese segensreiche Zwangsuntersuchung wieder einzuführen. Derartige Untersuchungen wären auch für andere Betriebe, z. B. Porzelliner und Steinmetzen, erwünscht. Die Hauptforderung wäre die, sämtliche Tuberkulöse und Tuberkuloseverdächtige aus Staubbetrieben auszuschalten.

Wie segensreich das System der ständigen Nachuntersuchungen wirkt, zeigen ganz sinnfällig die englischen Berichte aus den Goldminen Südafrikas. Für Südafrika existieren schon seit 1909 eine ganze Reihe von Gesetzen zum Schutz der Arbeiter. Die Miners Phthisis Act vom 1. August 1916 schuf ein Medical Bureau, dessen Aufgaben darin zu bestehen hat:

1. Eine äußerst strenge Aufnahmeuntersuchung der Bergmannsanwärter (60% werden durchschnittlich abgewiesen),

2. eine Untersuchung aller weißen Bergleute (klinisch und röntgenologisch) alle 6 Monate,

3. eine Untersuchung aller gewesenen Bergleute auf Entschädigung,

4. Überwachung und Untersuchung der eingeborenen Arbeiter einzuleiten,

5. die Todesursache wegen evtl. Entschädigung der Angehörigen festzustellen.

Erweiterungen der gesetzlichen Maßnahmen erfolgten 1919, 1920. Die statistischen Angaben von Watkins-Pitchford zeigen deutlich, wie derartige Maßnahmen sich auswirken. Frische Fälle im 3. Stadium der Silikosis (+ Tuberkulose) sind nicht mehr beobachtet, das 2. Stadium mit der röntgenologisch charakteristischen Tüpfelung ist seltener geworden, ebenso die Zahl der entschädigungspflichtigen Lungenkrankheiten.

In England ist die Nachuntersuchung der Staubarbeiter seit 1918 gesetzlich so geregelt, daß eine jährliche Nachuntersuchung in den

	1916/17	1923/24
Simple Silikosis	5946	3716
Tuberkulose + Silikosis . . .	860	164
Simple Tuberkulosis	259	90

Betrieben, deren Material mehr als 80% Silica enthält, stattfindet und weiter, daß eine Überwachung der an Silikose oder Silikose + Tuberkulose Erkrankten in bezug auf Verschlimmerung ihres Leidens erfolgt. Weiter sieht das Gesetz Entschädigungen für die aus dem Beruf Ausgeschiedenen vor.

Wenn man in den Verwaltungsberichten der Ruhrknappschaft Bochum die Statistik über Erkrankungsfälle bei Bergleuten verfolgt, so fällt auf, daß die für die Staubkrankheiten dienende Rubrik vor dem Jahre 1924 keine Zahlen aufwies. Hierfür hat man die Erklärung, daß es außerordentlich schwierig ist, klinisch ohne Röntgenbefund die durch die Staubeinatmung bedingten Veränderungen im Lungengewebe zu finden; da diese Untersuchungsmethode dem praktischen Arzt allein zur Verfügung steht, ist erklärlich, daß auch nach der Einführung des Abbau- und Bohrhammers in den Bergwerken (1905/06) und unter Berücksichtigung der Tatsache, daß erst längere Zeit vergehen muß, bis wirkliche Staubschäden röntgenologisch festgestellt werden können, zunächst die statistischen Berichte über Staublungenerkrankungen mangelhaft waren. Seit dem Jahre 1923 haben wir unser besonderes Augenmerk auf Staubkrankheiten der Lunge gerichtet und Tausende von Arbeitern nebenbei auf diese Erkrankung und eine evtl. Komplikation mit Tuberkulose untersucht. Die Statistik der Ruhrknappschaft aus den Jahren 1924—1928 lasse ich hier folgen, aus der die Zunahme der Pneumokoniosen bei den Bergleuten auf Grund von Röntgenuntersuchungen, die von unseren Abteilungen auf Wunsch der Herren Revierärzte ausgeführt worden sind, klar hervorgeht.

In einer Arbeit über „Kohlenbergarbeiter" habe ich 1926 auf Grund unserer gemachten Erfahrungen auf dem Gebiete der Gesteinstauberkrankungen auf die gesundheitlichen Schäden der Bergleute hingewiesen und gefordert, daß die Arbeiter durch ein Gesetz vor diesen erheblichen gesundheitlichen Schädigungen geschützt werden müssen. Im Jahre 1928 haben dann nach wiederholten Besprechungen mit dem Preußischen Oberbergamt die ärztlichen Untersuchungen der Gesteinshauer eingesetzt, und diese Untersuchungen werden laufend weitergeführt, damit der Beginn der etwaigen Einwirkungen von Bohrstaub möglichst bald festgestellt werden kann und Maßnahmen getroffen werden können, um diese Einwirkung möglichst ungefährlich zu gestalten oder sogar zu verhindern. Der Zweck der Untersuchungen soll der sein, Bergleute, die nach ihrer körperlichen Veranlagung sich nicht für die Gesteinsarbeit eignen, für diese Arbeiten nicht zuzulassen, und diejenigen Gesteinshauer, welche die ersten

Tabelle 1.

Jahr-gang	Erkrankungen an Steinhauer-lunge	Mittlere Zahl der Belegschaft	Auf 100 Mann der Belegschaft	Gesamt-erkrankungen	Auf 100 Mann der Gesamt-erkrankungen
1924	43	443321	0,0097	281228	0,0153
1925	587	434238	0,1352	286297	0,2050
1926	845	375782	0,2249	275088	0,3072
1927	1140	408200	0,2793	309075	0,3688
1928	1112	400509	0,2776	258602	0,4300
	In-validisierungen an Steinhauer-lunge			Gesamt-In-validisierungen	Auf 100 Mann der Gesamt-In-validisierungen
1924	118	443321	0,0266	6669	1,7694
1925	319	434238	0,0735	8924	3,5746
1926	383	375782	0,1019	16360	2,3411
1927	803	408200	0,1967	11845	6,7792
1928	763	400509	0,1905	15637	4,8794
	Todesfälle an Steinhauer-lunge			Gesamt-Todesfälle	Auf 100 Todes-fälle
1924	11	443321	0,0025	4935	0,2229
1925	23	434238	0,0053	4524	0,5084
1926	43	375782	0,0114	—	—
1927	63	408200	0,0154	—	—
1928	129	400509	0,0322	4033	3,1986

Einwirkungen des Bohrstaubes zeigen, durch Verlegung in eine andere, nicht gefährdende Bergarbeit vor weiteren Schäden zu schützen. Die jetzigen Untersuchungen, die gemeinsam von der Ruhrknappschaft und der Sektion II der Knappschaftsberufs-genossenschaft ausgeführt werden, erstrecken sich zunächst auf die am 1. November 1928 in Aufbrüchen und Gesenken arbeitenden Berg-leute (Hauer, Lehrhauer, Schlepper) und diejenigen Bergleute, welche vom 1. November 1928 ab die Arbeit in Aufbrüchen und Gesenken aufnehmen wollen. Die Untersuchungen sollen in gewissen Zeit-abständen, die nach dem Ergebnis der erstmaligen Untersuchungen festgelegt werden, sich über mehrere Jahre erstrecken.

Im ersten Vierteljahr 1929 wurden in unseren Krankenhäusern und Beobachtungsstationen gemeinsam mit dem Krankenhaus Berg-mannsheil (Sektion II) und dem Augusta-Krankenhaus Bochum im ganzen 3318 Gesteinshauer untersucht (s. Tabelle 2). Von diesen hatten:

$$
\begin{array}{rrrr}
1261 & \text{bis zu} & 5 & \text{Jahren,} \\
1095 & ,, \quad ,, & 10 & ,, \\
441 & ,, \quad ,, & 15 & ,, \\
305 & ,, \quad ,, & 20 & ,, \\
216 & ,, \quad ,, & 25 & ,, \\
\end{array}
$$

als Gesteinshauer gearbeitet.

Wir konnten folgende Befunde erheben:

Ohne röntgenologischen und klinischen Befund wurden
festgestellt . . . . 2673 = 80,56 %
Leichte Veränderungen wiesen auf . . . . 489 = 14,74 %
Leichte bis mittelschwere Veränderungen . . . . . . 75 = 2,26 %
Mittelschwere Veränderungen . . . . 61 = 1,84 %
Mittelschwere bis schwere Veränderungen . . . . . . 14 = 0,42 %
Schwere Veränderungen . . . . 6 = 0,18 %
Zu Gesteinsarbeiten waren noch zulässig . . . . . . 3149 = 94,91 %
Fähig zu gleichwertigen Arbeiten unter Tage . . . . 86 = 2,59 %
Fähig zu gleichwertigen Arbeiten über Tage . . . . . 33 = 0,99 %
Berufsunfähig wegen der Staublunge . . . . 50 = 1,51 %
Berufswechsel auf Grund des vorgeschrittenen Lungen-
leidens . . . . 99 = 3,35 %

Da wir die Bergleute, welche Gesteinstaubveränderungen aufweisen, längere Zeit in Kontrolle halten wollen, wurde zugleich bei
diesen Untersuchungen festgestellt, wann eine Nachuntersuchung
wieder zu erfolgen hat.

Nachuntersuchung nach 1 Jahr bei 483 ⎫
      ,,   ,, 2 Jahren ,, 487 ⎬ Bergleuten
      ,,   ,, 3 ,, ,, 2280 ⎪
Keine Nachuntersuchung mehr ,, 68 ⎭

Während die bis jetzt besprochene Statistik die Untersuchung
der am 1. November 1928 in Aufbrüchen und Gesenken arbeitenden
Bergarbeiter umfaßt, bringt die zweite Statistik, die ich jetzt be-
spreche, die zusammenfassenden Ergebnisse der Untersuchungen der
Bergleute, die vom 1. November 1928 ab die Arbeit in Aufbrüchen
und Gesenken aufnehmen wollen und die vor Aufnahme dieser Arbeit
bei uns untersucht worden sind, von denen aber schon ein Teil als
Gesteinshauer gearbeitet hat. Die Zahlen verteilen sich auf folgende
Arbeitsjahre als Gesteinshauer:

bis zu 5 Jahren 368
 ,, ,, 10 ,, 289
 ,, ,, 15 ,, 123
 ,, ,, 20 ,, 68
 ,, ,, 26 ,, 38

Der klinische und röntgenologische Befund ergab:

Keine Staubveränderungen der Lunge bei . . . . . . 677 = 76,41 %
Leichte Veränderungen wiesen auf . . . . 178 = 20,09 %
Leichte bis mittelschwere Veränderungen . . . . 18 = 2,03 %
Mittelschwere Veränderungen . . . . 9 = 1,02 %
Mittelschwere bis schwere Veränderungen . . . . . . 3 = 0,34 %
Schwere Veränderungen . . . . 1 = 0,11 %
Zu Gesteinsarbeiten waren noch zulässig . . . . 850 = 95,94 %
Fähig zu gleichwertigen Arbeiten unter Tage . . . . . 18 = 2,03 %
Fähig zu gleichwertigen Arbeiten über Tage . . . . . 11 = 1,24 %
Berufsunfähig wegen der Staublunge . . . . 6 = 0,68 %
Berufswechsel auf Grund des vorgeschrittenen Lungen-
leidens . . . . 1 = 0,11 %

Tabelle 2.   Untersuchung der am 1. November 1928 in

Untersuchungsstelle	Altersgruppe Jahre						Wieviel Jahre Gesteinsarbeiten				
	bis 20	bis 29	bis 39	bis 49	bis 59	zusammen	bis 5	bis 10	bis 15	bis 20	bis 25 und mehr
Augusta-Krankenhaus	—	35	68	33	—	136	46	55	18	11	6
Bergmannsheil . . .	1	106	87	47	4	245	97	86	25	23	14
Bochum	1	148	134	67	11	361	137	132	47	23	22
Buer	—	116	149	99	10	374	126	129	41	36	42
Gelsenkirchen	—	88	118	79	6	291	81	116	32	28	34
Hamm.	—	168	148	77	8	401	187	100	59	38	17
Langendreer	—	146	183	103	12	444	153	152	85	33	21
Oberhausen	1	150	118	98	10	377	165	103	38	40	31
Recklinghausen . . .	1	94	136	72	8	311	108	106	45	40	12
Steele	—	131	147	86	14	378	161	116	51	33	17
Zusammen	4	1182	1288	761	83	3318	1261	1095	441	305	216
%	0,12	35,62	38,82	22,94	2,50	100,0	38,01	33,00	13,29	9,19	6,51

Untersuchung von Bergleuten, die vom 1. November 1928 ab

Untersuchungsstelle	bis 20	bis 29	bis 39	bis 49	bis 59	zusammen	bis 5	bis 10	bis 15	bis 20	bis 25 und mehr
Augusta-Krankenhaus	—	17	9	11	—	37	15	13	5	3	1
Bergmannsheil . . .	1	43	53	13	1	111	46	40	15	8	2
Bochum	1	38	46	28	—	113	41	35	18	14	5
Buer	—	39	57	33	2	131	52	39	20	9	11
Gelsenkirchen	—	37	36	30	1	104	34	43	16	10	1
Hamm	—	34	29	9	1	73	38	19	9	4	3
Langendreer	—	21	24	9	—	54	21	21	10	2	—
Oberhausen	—	55	40	24	1	120	70	24	9	7	10
Recklinghausen . . .	—	21	30	15	1	67	17	30	13	5	2
Steele	—	38	20	17	1	76	34	25	8	6	3
Zusammen	2	343	344	189	8	886	368	289	123	68	38
%	0,23	38,71	38,83	21,33	0,90	100,0	41,54	32,62	13,88	7,67	4,29

Nachuntersuchungen hatten zu erfolgen bei:

130 Bergleuten nach 1 Jahre
120   „   „   2 Jahren
622   „   „   3   „

Keine Nachuntersuchung mehr bei 14.

Wie ernst man die Gefahren des Bohrstaubes auffaßt, zeigt ein Preisausschreiben, das vom Grubensicherheitsamt am 23. Dezember 1927 für eine Einrichtung der Unschädlichmachung des bei der Bohrarbeit in Bergwerken unter Tage entstehenden Staubes erlassen worden ist. Die erste Sitzung des Preisgerichtes, dem auch ich die Ehre habe anzugehören, hat am 25. April 1929 in Köln stattgefunden.

Im Ausland ist man früher wie in Deutschland dazu übergegangen, bestimmte Erkrankungen, die als Berufskrankheiten aufzufassen sind,

Aufbrüchen und Gesenken arbeitenden Bergarbeiter.

| Stadium der Staubveränderung | | | | | | Ergebnis der Untersuchung | | | | | Berufswechsel | Keine Nachuntersuchung | Nachuntersuchung nach Jahren | | |
| | | | | | | Fähig zu | | | Berufsunfähig wegen | | | | | | |
ohne Befund	leicht	leicht bis mittel	mittel-schwer	mittel bis schwer	schwer	Gesteins-arbeiten	gleichwertigen Arbeiten unter Tage	gleichwertigen Arbeiten über Tage	Staub-lunge	anderen Ursachen	Berufswechsel	Keine Nachuntersuchung	1	2	3
104	21	1	7	3	—	124	7	4	1	—	4	2	43	23	68
169	52	12	4	8	—	231	8	3	3	—	14	13	20	67	145
282	60	5	10	—	4	347	4	6	4	—	3	4	20	100	237
280	68	16	10	—	—	341	16	7	10	—	21	15	71	29	259
243	45	2	1	—	—	287	1	3	—	—	1	—	33	61	197
367	20	7	7	—	—	387	6	—	8	—	9	9	39	16	337
359	64	11	8	1	1	415	12	4	13	—	16	12	100	38	294
319	48	4	4	1	1	363	4	3	7	—	7	7	57	26	287
241	56	9	5	—	—	292	15	3	1	—	13	2	32	77	200
309	55	8	5	1	—	362	13	—	3	—	11	4	68	50	256
2673	489	75	61	14	6	3149	86	33	50	—	99	68	483	487	2280
80,56	14,74	2,26	1,84	0,42	0,18	94,91	2,59	0,99	1,51	—	3,35	2,05	14,56	14,68	68,71

die Arbeit in Aufbrüchen und Gesenken aufgenommen haben.

ohne Befund	leicht	leicht bis mittel	mittel-schwer	mittel bis schwer	schwer	Gesteins-arbeiten	gleichwertigen Arbeiten unter Tage	gleichwertigen Arbeiten über Tage	Staub-lunge	anderen Ursachen	Berufswechsel	Keine Nachuntersuchung	1	2	3
23	11	—	3	—	—	33	1	3	—	—	1	1	16	5	15
79	27	4	—	1	—	109	1	—	1	—	1	2	8	25	76
81	25	2	4	—	1	107	4	1	1	—	5	2	7	30	74
96	31	2	—	2	—	122	3	3	2	1	5	5	19	9	98
86	15	2	1	—	—	101	1	2	—	—	1	—	17	9	78
70	3	—	—	—	—	72	—	1	—	—	—	—	4	2	67
43	9	2	—	—	—	52	1	1	—	—	1	—	13	2	39
99	19	2	—	—	—	117	2	—	1	—	3	1	19	9	91
39	26	2	—	—	—	63	4	—	—	—	3	2	13	18	34
61	12	2	1	—	—	74	1	—	1	—	1	1	14	11	50
677	178	18	9	3	1	850	18	11	6	1	21	14	130	120	622
76,41	20,09	2,03	1,02	0,34	0,11	95,94	2,03	1,24	0,68	0,11	4,22	1,58	14,67	13,55	70,20

gesetzlich zu erfassen. Als erster Staat hat die Schweiz im Bundesgesetz vom 23. März 1877 grundsätzlich die Berufskrankheiten in die Haftpflicht einbezogen. Die Gleichstellung mit den Unfällen erfolgte aber erst im Jahre 1887. Während sich die Gesetzgebung aus den Jahren 1887, 1901, 1916 und 1920 mit den akuten und chronischen Schädigungen durch gewerbliche Gifte beschäftigte, konnte im Jahre 1923 die Anerkennung auf eine breitere Basis gestellt werden. Sie umfaßt seitdem auch Schädigungen durch Kalk, Zement, Kalziumkarbid, Öl usw.

In England wurde durch die Workmen's Compensation Act vom Jahre 1906 eine Gleichstellung bestimmter Berufskrankheiten (6) mit den Unfällen festgestellt. Eine Erweiterung erfolgte 1907 und 1923 auf 22 Krankheiten. Seit 1918 besteht, wie ich schon oben ausgeführt habe, ein Sondergesetz, betreffend Erkrankung und Tod der Steinhauer an Silikosis mit und ohne Tuberkulose. Auch in den britischen Kolonien gibt es ähnliche Gesetze. Weiter hat England die Arbeiterschutzvorschriften für Metallschleifer durch die Metallschleiferordnung vom 2. September 1925 und durch die Verordnung für die Messer- und Schmiedewerkzeugschleifereien neu geregelt.

In Frankreich sind in die Unfallversicherung nur einige gewerbliche Vergiftungen (Blei und Quecksilber) einbezogen worden.

In Portugal haben die Berufskrankheiten nach dem Gesetz vom 10. Mai 1919 eine Gleichstellung mit den Unfällen erfahren, während man in Spanien (31. Januar 1900) und Griechenland (1914 und 1920) nur die durch explosive, entflammbare oder giftige Stoffe herbeigeführten Gesundheitsschädigungen in das Versicherungsgesetz einbezogen hat.

In Italien finden nur die Staatsarbeiter (Eisenbahn usw.) Anerkennung auf Entschädigung bei bestimmten Berufskrankheiten.

In Jugoslawien hat man durch ein Gesetz vom 14. März 1922 die gewerblichen Vergiftungen (Blei, Quecksilber), Beriberi und gewisse Infektionskrankheiten bei den Seeleuten den Unfällen gleichgestellt.

Ähnliche Gesetze bestehen in den Vereinigten Staaten von Nordamerika; sie alle anzuführen, würde zu weit gehen. Eine ganze Reihe von Berufskrankheiten sind als Unfälle anerkannt in Japan, Mexiko, Argentinien usw.

Ob in Österreich inzwischen eine Gleichstellung im Alters- und Invalidenversicherungsgesetz erfolgt ist, ist mir unbekannt, vorgesehen war sie jedenfalls. In Belgien und in den Niederlanden bereitet man eine Versicherung der Gewerbekrankheiten erst vor. Eine ärztliche Meldepflicht besteht zwar schon in den Niederlanden auf Grund einer Verordnung vom Jahre 1911 bzw. 1919 für verschiedene (30) akute und chronische Berufsschädigungen. Ebenso besteht seit 1911 in Ungarn eine Meldepflicht.

Weiter hat sich das Internationale Arbeitsamt des Völkerbundes auf der 7. Internationalen Arbeitskonferenz in Genf im Jahre 1925 auch mit den genannten Fragen beschäftigt. Es wurde für alle Mitgliedstaaten der internationalen Arbeitsorganisation beschlossen, daß sie die Verpflichtung übernehmen, den Opfern von Berufskrankheiten oder bei Todesfall infolge solcher Krankheiten den Rechtsnachkommen dieser Opfer eine Entschädigung zu gewähren, die den allgemeinen Grundsätzen seiner Gesetzgebung über Entschädigung entspricht, aber nicht niedriger sein darf als der übliche Satz für Arbeitsunfälle. Den Einzelstaaten steht das Recht zu, nach ihrem Ermessen die Zahl der entschädigungspflichtigen Krankheiten zu erweitern.

In Deutschland hatte der § 547 der RVO. den Bundesrat ermächtigt, „die Unfallversicherung auf bestimmte gewerbliche Berufskrankheiten" auszudehnen und „für die Durchführung" besondere Vorschriften zu erlassen. Die während des Krieges durch Giftstoffe in der Kriegsindustrie erkrankten Arbeiter wurden im Entschädigungsfalle den Unfällen gleichgestellt. In einer Verordnung des Reichsarbeitsministers vom 12. Mai 1925 sind die gewerblichen entschädigungspflichtigen Berufskrankheiten neu zusammengefaßt, und zwar enthält die Aufzählung 11 Krankheiten, die aber nur dann als Unfälle anzusehen sind und entschädigt werden, wenn sie in den daselbst verzeichneten Betrieben vorkommen. Uns interessieren außer den durch Gifte hervorgerufenen Krankheiten noch die Erkrankungen an Hautkrebs durch Ruß, Paraffin, Teer usw., Erkrankungen durch Röntgenstrahlen, die Wurmkrankheit der Bergleute und die Schneeberger Lungenkrankheit. Im Reichsgesetzblatt Nr. 7 vom 15. Februar 1929 ist eine neue Verordnung des Reichsarbeitsministers vom 11. Februar 1929 veröffentlicht, welche die Liste der entschädigungspflichtigen Krankheiten auf 22 erweitert. Hinzugekommen sind unter anderem:

> die Erkrankungen der Muskeln, Knochen und Gelenke durch Arbeit mit Preßluftwerkzeugen, Erkrankung der tieferen Luftwege und der Lunge durch Thomasschlackenmehl, schwere Staublungenerkrankungen (Silikose). Trifft eine schwere Staublungenerkrankung mit Lungentuberkulose zusammen, so gilt für die Entschädigung die Tuberkulose als Staublungenerkrankung.

Für die Ärzte besteht Meldepflicht.

Ich schließe hiermit meine Ausführungen und möchte an dieser Stelle meinen verehrten Mitarbeitern und auch Herrn Prof. Reichmann und Herrn Prof. Böhme, für die Mühe, die sie mit der Untersuchung der Gesteinsarbeiter gehabt haben, meinen verbindlichsten Dank aussprechen.

Literaturangabe.

Ahrens: Staubmengen in Fabriken. Arch. f. Hyg. **1894**.

Bauer, St.: Die gesundheitsgefährlichen Industrien. Jena 1903.

Beintker, E.: Zementfabriken und Kalkbrennereien. Handbuch der sozialen Hygiene und Gesundheitsfürsorge von Gottstein, Schloßmann und Teleky **2**. 1926.

Böhme, A.: Die Staubkrankheiten der Bergarbeiter im Ruhrkohlengebiet. Zbl. Gewerbehyg. **2**, Nr. 3 (1925).

— u. Lucanus: Die Verbreitung von Staubveränderungen bei arbeitenden Gesteinshauern. Zbl. Gewerbehyg. **3**, H. 7 (1926).

Calwes, Rich.: Die Berufsgefahren der Steinarbeiter. Neukölln (Rixdorf) 1901.

Clark, Iriving W., a. Edward B. Simmons: The Dust Hazard in the Abrasive Industry. J. ind. Hyg. **1925**.

Collis, Edgar L.: The effects of Dust in producing Diseases of the Lungs. 17. Internat. Congr. of Medicine, London 1913.

— Industrial Pneumonoconioses with special Reference to Dust Phthisis. Milroy Lectures **1915**; London, His Maj. Stat. Off. **1919**.

— Discussion on the incidence of industrial Tuberculosis. Proceed. Soc. Med., Sect. Epidemiol. and State Med. **11**, Nr. 8 (1918).

Collis, Edgar L.: A study of the Mortality of Coal Miners, England and Wales. J. ind. Hyg. 1922-23, 256.
— The General and Occupational Prevalence of Bronchitis, and its Relation to other Respiratory Diseases. J. ind. Hyg. 1923-24, 264.
— The Coal Miner: His Health, Diseases and general Welfare. J. ind. Hyg. 1925, 457.
— The Statistical Characteristics of Dust Phthisis (Pulmonary Silicosis). J. ind. Hyg. 1926.
— Industrial Fatigue in connection with Tuberculosis. Tubercle 1926, Nov.
Domann: Veröff. Med.verw. 19, H. 8 (Berlin 1925).
Flügge: Grundriß der Hygiene. Leipzig 1921.
Gerbis, H.: Glaserzeugung und Glasbearbeitung. Handbuch der sozialen Hygiene und Gesundheitsfürsorge von Gottstein, Schloßmann und Teleky 2. 1926.
Hartmann, K.: Reinhaltung der Luft in Arbeitsräumen. Weyls Handbuch der Hygiene 7, 2. Aufl.
Hesse: Vjschr. gerichtl. Med. 36.
Holtzmann u. Harms: Zur Frage der Staubeinwirkung auf die Lungen der Porzellanarbeiter. Tbk.bibl. 1923, Nr. 10.
Ickert, F.: Staublunge und Staublungentuberkulose. Die Tuberkulose und ihre Grenzgebiete 4. Berlin: Julius Springer 1908.
Internationales Arbeitsamt: Studien und Bericht. Reihe N. Die Entschädigung von Berufskrankheiten. 1925.
Jötten u. Arnoldi: Gewerbestaub und Lungentuberkulose. Berlin: Julius Springer 1927.
Koelsch, Fr.: Allgemeine Gewerbepathologie und Gewerbehygiene. Weyls Handbuch der Hygiene 7, 2. Aufl. 1917.
— Keramische Industrie. Handbuch der sozialen Hygiene und Gesundheitsfürsorge von Gottstein, Schloßmann und Teleky 2. 1926.
— Jahresberichte der bayrischen Gewerbeaufsichtsbeamten für das Jahr 1911.
— Die meldepflichtigen Berufskrankheiten. Lehmanns Verlag 1926.
Lehmann, Saito, Gfrörer: Arch. f. Hyg. 75.
Leymann: Die Gesundheitsverhältnisse der Arbeiter der keramischen Industrie und besonders der Porzellanarbeiter. Zbl. Gewerbehyg. 1915.
Macklin, E. L., a. E. L. Middleton: Report on the Grinding of Metals and Cleaning of Castings with special Reference to the effects of Dust Inhalation upon the workers. London, His Maj. Stat. Office 1923.
Mangelsdorf: Die gesundheitliche Gefährdung der Arbeiter durch Staub usw. Dtsch. Vjschr. öff. Gesdh.pfl. 44.
Mavrogordato, M. A.: Studies in experimental Silicosis and other Pneumonoconiosis. Publ. S. afric. Inst. med. Res. Johannesburg 1922, Nr. 15.
— The Value of the Konimeter-Being an Investigation into the Methods and Results of Dust-Sampling as at present practised in the Mines of the Witwatersrand. Publ. S. afric. Inst. med. Res. Johannesburg 1923, August, Nr. 17.
— Contributions to the Study of Miners' Phthisis. Publ. S. afric. Inst. med. Res. Johannesburg 1926, Nr. 19.
Purdy: The cause, effect incidence and prevention of the Pneumonoconiosis of quartz Miners. Practitioner. London 1912.
Roeder, A.: Die Staubfrage in Flachs- und Hanfspinnereien in ihrer wirtschaftlichen Bedeutung. Bielefeld.
— Bekämpfung des Gewerbestaubes. Halle a. S. 1905.
Rostoski, Saupe u. Schmorl: Die Bergkrankheit der Erzbergleute in Schneeberg in Sachsen (Schneeberger Lungenkrebs) 23. 1926.
Roth, B.: Kompendium der Gewerbekrankheiten und Einführung in die Gewerbehygiene. 1904.

Sommerfeld: Die Schwindsucht der Arbeiter usw. Berlin 1911.
— Atlas der gewerblichen Gesundheitspflege. Berlin: Preußische Verlagsanstalt 1926.
— Handbuch der Gewerbekrankheiten. Berlin 1898.
Sutherland, C. L., a. W. C. Rivers: Experiences of the refractoris industries (silicosis) scheme 1919; Tubercle 4, Nr. 6 (1923).
Schablonski: Z. Hyg. 68 (1911).
Schürmann, W.: Kohlenbergarbeiter. Handbuch der sozialen Hygiene und Gesundheitsfürsorge von Gottstein, Schloßmann und Teleky 2. 1926.
Schultze: Ärztl. Sachverst.ztg. 1913, Nr. 22.
Sternberg, M.: Berufskrankheiten der Lunge. Handbuch der sozialen Hygiene und Gesundheitsfürsorge von Gottstein, Schloßmann und Teleky 2. 1926.
Thiele u. Saupe: Die Staublungenerkrankung (Pneumonokoniose) der Sandsteinarbeiter. Schr. aus dem Gesamtgebiet der Gewerbehyg. H. 17. Berlin: Julius Springer 1927.
Thiele: Verarbeitung von Wolle und Baumwolle. Handbuch der sozialen Hygiene und Gesundheitsfürsorge von Gottstein, Schloßmann und Teleky 2. 1926.
Teleky, L.: Bericht über die Ergebnisse der Staubuntersuchungen in England, seinen Dominions und Amerika. Schriftenreihe zum Reichsarbeitsblatt H. 7.
Teleky, Lochtkemper, E. Rosenthal, Deußen u. Derdack: Staubgefährdung und Staubschädigung der Metallschleifer, insbesondere des bergischen Landes. Schriftenreihe zum Reichsarbeitsblatt H. 9. 1928.
Vollrath: Die Tuberkulosesterblichkeit der Porzellanarbeiter Thüringens. Beitr. Klin. Tbk. 47 (1921).
Watkins-Pitchford, W.: Gross Characters of the Silicotic Lung. Med. J. S. Africa 1915, Mai.
— Sputum and the Goldminer. An Address to the officials of Dust sampling Department etc., Johannesburg 1926, Februar.
— Fifty-first Dust sampling Survey. Transvaal Chamber of Mines. Johannesburg 1926. Manuskript.
— The Silicosis of the South African Gold Miner and the Changes produced in it by legislative and administrative effort. J. ind. Hag. 9, Nr. 4 (1927).
— a. Allan, P.: An Investigation into the Significance of Localized and more or less persistent Rales in the Marginal Areas of the Lungs of apparently Healthy Natives. Publ. S. afric. Inst. med. Res. Johannesburg 1924, Nr. 18.
— a. James Moir, M. A.: On the Nature of the doubly Refracting particles seen in microscopic Sections of Silicotic Lungs and an Improved Method for Disclosing siliceous particles in such sections. Publ. S. afric. Inst. med. Res. Johannesburg 1916, Nr. 7.

Anmerkung: Vergleiche zu diesem Aufsatz auch die am Ende der Schrift als Anhang beigegebenen Formulare der Ruhrknappschaft betr. Untersuchung der Gesteinsarbeiter.

Staublunge und Staublungentuberkulose.

Von o. ö. Prof. Dr. K. W. Jötten-Münster

Leiter der Lehrabteilung „Industriebezirk", Sitz Bochum, der Staatlichen
Forschungsabteilung für Gewerbehygiene beim Hygienischen Institut der
Universität Münster.

Mit 4 Abbildungen.

I.

Mir ist die Aufgabe zuteil geworden, als Hygieniker das Thema
„Staublunge und Staublungentuberkulose" zur Abhandlung
zu bringen. Bevor ich auf dieses eigentliche Thema eingehe, ist es
aber erforderlich, über den Staub und insbesondere den Gewerbestaub,
seine Zusammensetzung, seine schädigende Wirkung, über sein Vorkommen und den Nachweis in der Gewerbeluft, seine Aufnahme in
den menschlichen Organismus usw. einiges vorauszuschicken. Dieses
ist unbedingt nötig zum Verständnis der neueren Forschungsergeb-
nisse und der neuesten Anschauungen über die Gefährlichkeit der
verschiedenen Gewerbestaubarten.

Die Tatsache der krankmachenden Wirkung beruflicher Staubeinatmung ist seit langer Zeit bekannt. Sie hat die Menschen stets
beschäftigt, solange es staubentwickelnde Industrien gibt. Dies-
bezügliche Hinweise finden sich schon bei Hippokrates und Plinius d. Ä. Aus neuerer Zeit sind dann zunächst die Beschreibungen
von Löhweis, Agricola und Ramazzini über Staubinhaltions-
folgen zu erwähnen. Eine wesentliche Förderung erhielt diese Forschung unter Virchows Ära. Bekanntlich entstand damals ein lebhafter wissenschaftlicher Streit über die Frage der exogenen Herkunft des schwarzen Lungenpigments und die Möglichkeit der Ab-
lagerung von eingeatmetem Staub in den Lungen überhaupt. Traube
und Zenker erbrachten den Beweis für die Richtigkeit dieser An-
nahmen.

Einen gewissen Abschluß der damals schwebenden Probleme
bringt das klassische Werk von J. Arnold, „Untersuchungen über
Staubinhalation und Staubmetastase" aus dem Jahre 1885. In dieser
Arbeit nimmt Arnold auch schon als erster nach der Entdeckung des
Tuberkelbazillus Stellung zu den Beziehungen zwischen Tuberkulose
und Staubinhalation. Vor Arnold bestand nämlich über die Be-

ziehungen zwischen Staubinhalation und Lungentuberkulose keine
klare Auffassung, zumal ja der Tuberkelbazillus als Erreger der verschiedenen Krankheitsformen der Lungentuberkulose noch nicht bekannt war. Die Bedeutung des Berufsstaubes als Ursache der chronischen Lungenerkrankungen vieler Staubarbeiter wurde daher vielfach überschätzt und selbst die unter ganz typischen phthisischen
Symptomen einhergehenden Lungenerkrankungen, die meist mit
Expektoration von staubhaltigem Auswurf einhergingen, wurden nur
zu häufig nicht mit der Schwindsucht identifiziert.

In diese Verwirrung brachten dann erst die Experimente Arnolds
die richtige Ordnung, indem er dabei zu dem Ergebnis kam, daß
zwischen der Staubinhalation als solcher und tuberkulösen Prozessen
keine direkte Beziehung zu finden sei.

Außerdem interessierten sich die Forscher, vor allem die pathologischen Anatomen, viel mehr für die reinen Pneumonokoniosen, die
als Anthrakosis, Silikosis, Siderosis, Tabakosis, Aluminosis, Chalikosis, Byssinosis pulmonum eingehend beschrieben wurden.

Solche unkomplizierte Staublungenkrankheitsbilder verloren
aber allmählich immer mehr an Bedeutung, zumal einerseits mit der
Vervollkommnung der Technik in der Industrie auch die Entstau-
bungsvorrichtungen wesentlich verbessert wurden, weshalb immer
weniger Fälle hochgradiger Staubindurationen von Arbeiterlungen,
wie man sie früher als typische Krankheitsbilder zu finden gewohnt
war, zur Beobachtung gelangten. Demgegenüber offenbarte sich aber
andererseits in zunehmendem Maße die Komplikation mit der
Tuberkulose als bestimmender Faktor für das Schicksal
der Staublunge überhaupt. Infolgedessen ist die Frage der gegenseitigen Beeinflussung von Staubinhalation und tuberkulöser Infektion immer mehr in den Vordergrund des Interesses gerückt,
während die unkomplizierten Staubschädigungen mehr und mehr
eine untergeordnete Rolle spielen dürften.

Das hängt auch wohl damit zusammen, daß die reinen Pneumonokoniosen im allgemeinen nur sehr geringe Krankheitserscheinungen
und relativ wenig Beschwerden hervorrufen. Diagnostisch sind sie
deshalb häufig auch sehr schwer zu erfassen, besonders wenn Bronchitiden, Schallabschwächungen u. dgl. gänzlich fehlen.

Eine viel größere Bedeutung der Staublunge liegt daher
in ihrer Neigung zu komplizierenden Erkrankungen, als
welche einmal chronische Bronchitis, Bronchiektasien, chronische
Bronchopneumonien, zirrhotische Prozesse der Lungen und der Bronchialdrüsen, sowie erweichende Prozesse zu nennen sind. Diese letzteren Veränderungen sind aber schon sehr schwer von der Tuberkulose abzugrenzen, die unter den sekundären Staublungenerkrankungen von überragender Bedeutung ist, sowohl
was die Häufigkeit des Auftretens als auch was die Schwere der Erkrankung anbetrifft.

An dieser Stelle sei dann auch noch auf die erhöhte Empfänglichkeit der Staubarbeiter für Pneumonien im Anschluß an längerdauernde Staubinhalationen hingewiesen, weiter auf die Möglichkeit der Vergiftung durch den eingeatmeten Staub in der Blei- und Zinkindustrie und auf die Einschleppung von Krankheitserregern mit dem Staub als Keimtransporteur, was z. B. bei der Hadernkrankheit der Fall ist, weiter bei der Pneumonie und auch bei der Tuberkulose. Diesem Infektionsmodus der Einatmung tuberkelbazillenhaltigen Staubes wird für die Tuberkulose gerade wieder neuerdings von Bruno Lange besonders das Wort geredet, nachdem schon im Jahre 1907 Cornet in tuberkelbazillenhaltigem Staub die größte Gefahr für die Tuberkuloseverbreitung gesehen hatte. Das bis jetzt vorliegende Versuchsmaterial reicht aber m. E. bei weitem noch nicht aus, um die bis jetzt anerkannte überragende Bedeutung des Flüggeschen Tröpfcheninfektionsmodus für die Verbreitung der Tuberkulose zu erschüttern.

Aus dem bisher Gesagten dürfte wohl mit Deutlichkeit die große Bedeutung der Staubinhalation besonders für das Zustandekommen der Lungentuberkulose hervorgehen. Das ist aber, wie man schon seit langem weiß, nicht nach Einatmung von allen Staubarten in gleicher Weise der Fall. Man hat daher schon lange nach einer Einteilung der verschiedenen Staubarten gesucht, aus der auch gleichzeitig die Gefährlichkeit hervorgehen sollte.

Das Streben nach der Schaffung einer derartigen Einteilung reicht schon weit zurück, so hat schon im Jahre 1831 Chateauneuf die auch heute noch gebräuchlichste und von K. B. Lehmann empfohlene Einteilung in metallischen, mineralischen, animalischen und vegetabilischen Staub vorgeschlagen. Daneben wird dann auch noch die chemische und weiter noch die physikalische Zusammensetzung zur weiteren Unterteilung benutzt, indem viele Forscher annehmen, daß es von großer Wichtigkeit für die evtl. Schädlichkeit eines Staubes ist, ob er aus vorwiegend großen oder kleinen, harten oder weichen Einzelteilchen besteht, ob diese rund oder spitzig, eckig oder scharfkantig sind.

Demgegenüber hält „Ickert" in seiner letzten Veröffentlichung „Staublunge und Staublungentuberkulose" die Einteilung in organische und anorganische Staubarten für ausreichend, von denen den organischen fast gar keine Bedeutung insofern zukomme, als sie nicht imstande seien, eine Pneumonokoniose zu verursachen. Bei den anorganischen Staubarten kommt es dagegen noch auf die chemische Zusammensetzung an, und diese Ickertsche Ansicht deckt sich dabei völlig mit den Versuchsergebnissen und Beobachtungen der neuesten Forschungen, die besonders im letzten Jahrzehnt in Amerika und England resp. Südafrika angestellt worden sind. Nach diesen ist es nicht die physikalische Beschaffenheit eines Staubes allein, die seine Gefährlichkeit bedingt, vor allem nicht allein die Form und Härte, sondern vielmehr die chemische Beschaffenheit, die zu den schwersten Formen von Staublunge mit und ohne Tuberkulose Veranlassung geben kann. Aus diesen neueren Beobachtungen und unseren eigenen Versuchen geht jedenfalls die überragende Bedeutung der chemischen Zusammensetzung der Staube hervor, und es ist u. E. ausschlaggebend vor allem der Gehalt an freier Kieselsäure in Gestalt von SiO_2 (Siliziumdioxyd). Die englischen, amerikanischen und unsere eignen Versuche, auf die ich im zweiten Teile meiner Ausführungen ausführlich eingehen werde, lassen deutlich erkennen, daß in Vergleichsversuchsreihen immer die Inhalation der Staubart zur Staublunge resp. Fibrose und ausgebreiteter Lungentuberkulose führt, die den größten Prozentgehalt an freier Kieselsäure aufzuweisen hat. Ja, m. E. ist man schon in der Lage, auf Grund der Bestimmung des SiO_2-Gehaltes entscheiden zu können, ob eine Staubart lungengefährlich ist oder nicht. Nach meiner Ansicht ist es aber nicht richtig, wie von den südafrikanischen Forschern angenommen wird, erst dann einen kieselsäurehaltigen Staub für gefährlich zu halten, wenn er 80% freie SiO_2 und darüber enthält, sondern wesentlich niedrigere Werte können auf die Dauer schon schädlich wirken, wie ich später zeigen werde. Außerdem ist dann noch die Beimengung von CaO von großer Bedeutung insofern nämlich, als sie, wie auch Sleeswijk aus Delfft annimmt, unter Umständen die Gefährlichkeit der SiO_2 wesentlich herabsetzen oder gar aufheben kann.

Sodann spielt auch die Löslichkeit resp. die Unlöslichkeit neben der chemischen Zusammensetzung eine sehr große Rolle. Ein Beweis hierfür ist einmal die fast völlige Unschädlichkeit des gut löslichen Kalkstaubes und demgegenüber die eben besprochene große Schädlichkeit des freie Kieselsäure enthaltenden Staubes, z. B. des stark quarzhaltigen Gesteinstaubes, der so gut wie ganz unlöslich ist. Damit soll aber nicht gesagt sein, daß die Einatmung nur des kieselsäurehaltigen Staubes lungenschädlich werden kann; es gibt jedenfalls außerdem noch Gewerbestaube, die für die Lungen keineswegs gleichgültig sind, wie ich Ihnen das später hoffe noch zeigen zu können. Jedenfalls ist aber die überragende Bedeutung der freien Kieselsäure für das Zustandekommen von Staublunge und Staublungentuberkulose bis jetzt schon sichergestellt, während man das von anderen chemischen Staubbestandteilen noch nicht mit derselben Sicherheit sagen kann.

Einer physikalischen Eigenschaft des Gewerbestaubes wird dann in letzter Zeit noch eine erhöhte Bedeutung beigemessen, d. i. die Größe der einzelnen Staubteilchen; denn nicht alle Staubpartikelchen gelangen bis tief in das Lungengewebe hinein, sondern nur solche, die eine bestimmte Teilchengröße nicht übersteigen. Diese Größenverhältnisse hat zunächst, wie Teleky berichtet, Watkins Pitchford in Johannesburg einer eingehenden Untersuchung zuerst mit Mc. Crae an Kiesellungen studiert und festgestellt, daß 70% des in den untersuchten Lungen vorhandenen Staubes unter 1 μ groß waren und die längsten Partikelchen 10,5 μ. Spätere Untersuchungen von Watkins-Pitchford, von Drinker, von Smith und Iszard bestätigen diese ersten Untersuchungen. Die Hauptbedeutung kommt nach Mavrogordato den Staubteilchen zu, deren Länge zwischen 0,25—5 μ schwankt. Teilchen bis zu 10 μ Länge können bis in die Alveolen gelangen, was den größeren nicht möglich sein soll, eine Behauptung, die mit den Erfahrungen von Arnoldi und mir bei der experimentellen Kohlenlunge nicht in Einklang zu bringen ist. Uns ist es, wie den Protokollen in unserer Monographie „Gewerbestaub und Lungentuberkulose" aus der Schriftenreihe der Deutschen Gesellschaft für Gewerbehygiene zu entnehmen ist, jedenfalls gelungen, längere Staubteilchen in den Alveolen und im Lungengewebe nachzuweisen. Diese großen wie die kleinen Teilchen unter einem $^1/_4$ μ hält Mavrogordato für so gut wie ungefährlich, zumal die kleinsten ultramikroskopischen Teilchen in der Luft der Bronchiolen lange schweben und sich erst spät auf die Schleimhaut niederlassen sollen. Von dort sollen sie entweder rasch entfernt werden oder aber nach Aufnahme in die Lungen nicht schaden, da sie nicht eckig und spitz, sondern rund sind.

Je mehr die kleineren gefährlicheren Staubpartikelchen in einer Gewerbestaublauft vorherrschen, um so weniger sichtbar ist der Staub und es kann auf diese Weise u. U. ein fast staubfreies Gewerbe vorgetäuscht werden, während in Wirklichkeit doch solche Mengen von Staublungentuberkulose erzeugendem Staub in der Luft vorhanden sind, der wegen der Kleinheit der einzelnen Partikelchen mit unseren Sinnen nur nicht mehr wahrgenommen werden kann.

Deshalb ist eine genaue Untersuchung der Gewerbeluft sowohl nach der qualitativen als auch nach der quantitativen Seite hin ein dringendes Erfordernis der Gewerbehygiene, zumal man in bestimmter Beziehung hat feststellen können, daß die Intensität der Staubentwicklung parallel geht mit der Häufigkeit des Auftretens von Staublunge und Staublungentuberkulose. Und umgekehrt hat man nach Einführung guter Staubabsaugungsvorrichtungen und dadurch bedingter Abnahme der Staubmengen in den Betrieben auch ein Zurückgehen der Staublungenerkrankungen eintreten sehen. Wie aber soll man nun die in der Gewerbeluft vorhandene Staubmenge bestimmen? Darüber herrscht noch absolut keine Einigkeit und das ist um so bedauerlicher, als Vergleichsmöglichkeiten für Staubmessungen verschiedener Autoren mit verschiedenen Staubbestimmungsapparaten an verschiedenen Orten bisher nicht möglich sind. Ich möchte hier ganz kurz einige Staubbestimmungsmethoden besprechen, damit diejenigen Herren unter Ihnen, die sich mit derartigen Messungen nicht zu beschäftigen pflegen, sich ein Bild von der Schwierigkeit und Ungenauigkeit dieses zunächst ganz einfach erscheinenden Problems machen können. Zur oberflächlichen Orientierung, ob viel oder wenig Staub in der Betriebsluft vorhanden ist, empfiehlt Lehmann das Auslegen von mit Glanzpapier überzogenen Pappstücken oder kontrastgefärbten Glasscheiben. Der von solchen ausgelegten Papieren oder Glasscheiben zusammengewischte Staub eignet sich dann zur mikroskopischen und chemischen Untersuchung. Diese Methode gibt aber kein genaues Bild über den wirklichen Staubgehalt der Luft.

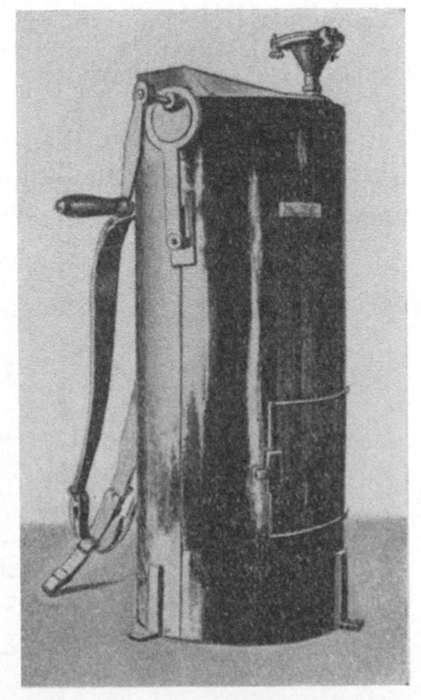

Diesen bestimmt man besser gravimetrisch pro Kubikmeter Luft, indem man die zu untersuchende Luft vermittels einer kräftigen Saugpumpe durch einen für die Luft, aber nicht für den Staub durchlässigen Filterkörper durchsaugt, entweder durch ein Glasröhrchen mit Wattepropf oder durch eine Filtrierpapierscheibe oder durch eine Waschflasche, deren Wasser den Staub zurückhält. Durch vor- und nachherige Wägung des Filterkörpers oder der Filtermasse kann man dann aus der Gewichtsdifferenz die in der durchgesogenen Luft vorhandene Staubmenge quantitativ bestimmen. Der Fehler dieser Messungen besteht aber darin, daß man verschiedene Ergebnisse mit ein und derselben Apparatur bekommt, je nachdem ob man schnell oder langsam die Luft durchsaugt, ob man enge oder weite Ansaugungsröhren, eng- oder weitmaschige Filter benutzt usw. Will man gleichmä-

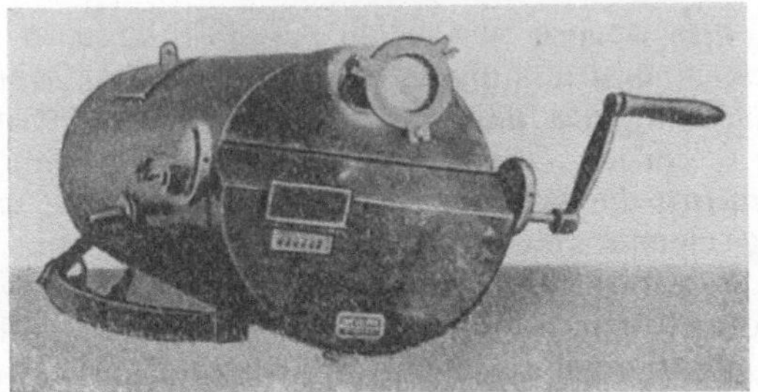

Abb. 1.

ßige, vergleichbare Resultate auf diese Weise erhalten, so müßte man eine Standardapparatur überall in der gleichen Versuchsanordnung zur Anwendung bringen.

Diesen Bedingungen könnte u. U. der von Ascher angegebene Apparat (s. Abb. 1) entsprechen, der in einem großen Metallzylinder einen zweiteiligen Lederbalg enthält, der vermittels Handbetrieb die Luft durch einen oben angebrachten Trichter mit eingespanntem

Papierfilter durchsaugt. Die Geschwindigkeit der Ansaugung kann
an einem Literzählwerk abgelesen und verhältnismäßig einfach gleichmäßig gestaltet werden. Durch vor- und nachherige Wägung der
Papierfilterscheibe kann eine ziemlich genaue gewichtsanalytische
Bestimmung durchgeführt werden. Uns hat sich jedenfalls diese
Versuchsanordnung in zahlreichen Bestimmungen im Experiment
und in den Betrieben selbst gut bewährt.

Ebensolche gute Dienste leistet auch der von Martin Hahn angegebene elektrisch betriebene Metallpumpenapparat (s. Abb. 2), der
aus einem Aspirator, einer zweizylindrigen Pumpe mit Zählwerk
besteht und durch einen Elektromotor betrieben wird. Die Luft wird
dabei durch ein mit Kollodiumwolle beschicktes Röhrchen oder besser
noch durch eine Papierfilterscheibe hindurchgesogen. Auf diese Weise

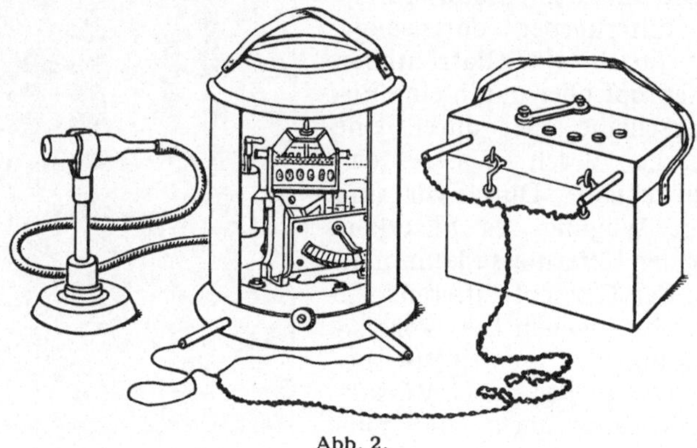

Abb. 2.

ist es ebenso wie beim Ascher-Apparat möglich, nach der Ge-
wichtsbestimmung noch eine mikroskopische und chemische Untersuchung des auf dem Filter angesammelten Staubes vorzunehmen.

Um die Verhältnisse möglichst natürlich zu gestalten, läßt Lehmann die Arbeiter in Staubbetrieben „selbst $^1/_2$ Stunde lang durch
geeignete getrocknete und gewogene, mit Watte gefüllte, leichte
doppelte Nasenansatzröhrchen einatmen, während die Ausatmung
durch den Mund durch eine Meßuhr geschieht", oder er läßt die In-
spirationsröhrchen im Mund halten und durch die Nase exspirieren.
„Die Gewichtszunahme des nach dem Versuch wieder getrockneten
Röhrchens gibt den für die Atmung des Menschen in Betracht kommenden Staub für $^1/_2$ Stunde oder für etwa 250—350 Liter an." Dieser
Methode haften aber auch verschiedene Versuchsfehler an. M. E.
dürfte ein Arbeiter mit einer derartigen Saugapparatur in Mund und
Nase nicht so atmen, wie er es ohne dieselbe zu tun pflegt. Es fragt
sich auch noch, ich befinde mich dabei in Übereinstimmung mit
Teleky, ob wirklich zur Staubbestimmung nur die Ansaugegeschwindigkeit gewählt werden darf, die der bei der menschlichen Atmung

beobachteten entspricht. M. E. ist es viel wichtiger, daß man die Ansaugegeschwindigkeit bei gleicher Filtergröße für ein und dieselbe Apparatur standardisiert. Auf diese Weise kommt man viel eher zu brauchbaren Vergleichswerten.

Hiernach strebt man schon seit längerer Zeit in England, Südafrika und Amerika. Auf alle die Apparate, die in diesen Ländern angegeben und von den verschiedensten Seiten und an den verschiedenen Orten gleichzeitig ausprobiert worden sind, näher einzugehen oder sie zu beschreiben, verbietet mir die zur Verfügung stehende Zeit. Diesen Methoden liegen die verschiedensten Staubsammlungsarten zugrunde, einmal durch Absetzenlassen, dann durch Zählen mit und ohne Anwendung der Kondensation, durch Filtrieren, durch Auswaschen des Staubes und schließlich durch elektrische Fällung (das sog. Cottrell-Verfahren).

Besondere Beachtung verdienen m. E. folgende Methoden: Zunächst mal die Zuckerröhrchenmethode, die von allen Verfahren die höchsten Staubwerte erbringen soll. Sie stammt aus Neuyork und ist im südafrikanischen Bergbau weitgehend angewendet worden. Durch ein Röhrchen mit fein granuliertem Zucker wird vermittels einer Pumpe die Staubluft gesogen, dann der Zucker in Wasser gelöst, diese Lösung zur Befreiung von größeren korpuskulären Elementen durchgesiebt und dann die in einem Kubikzentimeter vorhandenen Staubteilchen ausgezählt und die restierende Lösung durch aschefreie Filter filtriert und der darin zurückgehaltene Staub gewichtsanalytisch bestimmt. Dieser Apparat bedeutet keine Verbesserung gegenüber dem Ascher- oder Hahn-Apparat. Es entgehen die wasserlöslichen Staube der Bestimmung und außerdem können kleine Staubmengen nicht erfaßt werden.

Weiter käme hier der Apparat, der von Palmer aus Neuyork 1916 angegeben ist. Er besteht aus einem 40 cm langen Glaskolben, Ventilator und Motor. Die staubzuuntersuchende Luft wird durch Aqua dest. durchgeleitet. Das Wasser wird dabei in den Glaskolben versprayt. Das den Staub enthaltende Wasser wird sodann durch ein Sieb von 50 μ Maschenweite filtriert, die in 1 ccm enthaltenen Staubpartikelchen ausgezählt und die im übrigen Wasser noch enthaltene Staubmenge gewichtsanalytisch bestimmt. Ein Verfahren also, das der Zuckerröhrchenmethode außerordentlich ähnlich ist und infolgedessen auch dieselben Mängel aufweist, also keinen Fortschritt gegenüber den zuerst besprochenen deutschen Methoden bedeutet.

Zwei andere, ganz anders arbeitende Apparate wären jetzt zu besprechen, das Konimeter und der Owenssche Staubzähler, die nur die Auszählung der Staubkörnchen ermöglichen sollen, während eine gravimetrische Bestimmung nicht vorgenommen werden kann.

Das Konimeter ist von Kotzé 1916 in Johannesburg konstruiert und besteht aus einer mittels Federdruck arbeitenden und 5 ccm Luft fassenden Saugpumpe, die die angesaugte Staubluft durch eine

0,6 mm weite Öffnung auf ein mit Vaselin eingefettetes Glasplättchen schleudert.

Eine spätere Verbesserung des Instruments, das sog. Zirkular-Konimeter, hat ein Fassungsvermögen von 10 ccm und erlaubt 29 Proben hintereinander vorzunehmen. Dieses Konimeter trägt außerdem noch eine Mikroskopröhre, die sogleich eine Staubauszählung bei 40—240facher Vergrößerung ermöglicht.

Beide Konimeter haben aber neben großen Vorzügen, die vor allem in der Einfachheit, Handlichkeit und leichten Handhabung bestehen, auch Nachteile. Einmal sind nur Durchschnittswerte verwertbar, dann sind Bestimmungen bei starker und bei ganz geringer Staubentwicklung nicht möglich und auch nicht eine gravimetrische Bestimmung.

Schließlich käme der Staubzähler, den Owens 1922 herausgebracht hat, den Sie hier im Bilde sehen (s. Abb. 3) und der aus einer Saugpumpe von 50 ccm Fassungsvermögen besteht. Diese Saugpumpe ist vermittels eines Verbindungsstückes senkrecht angebracht an einer zweiten Metallröhre, die im Innern mit einem angefeuchteten Filtrierpapier bei Versuchsbeginn ausgekleidet wird. In dem Verbindungsstück befindet sich eine spaltförmige Öffnung von 0,1 mm Breite und 10 mm Länge, hinter der in 1 mm Entfernung ein Deckgläschen angebracht wird. Vermittels der Saugpumpe wird nun die Luft zunächst schnell angesogen, wodurch in der mit dem feuchten Papier ausgekleideten Röhre eine Kondensation der Feuchtigkeit um die Staubpartikelchen herbeigeführt wird. Diese werden dann durch den Spalt auf das Deckgläschen geschleudert und bleiben auf demselben haften, nachdem die Flüssigkeit verdampft ist. Man kann eine bestimmte Menge durchpumpen und die in ihr enthaltenen und auf das Deckgläschen geschleuderten Staubteilchen auszählen und Größenbestimmungen vornehmen.

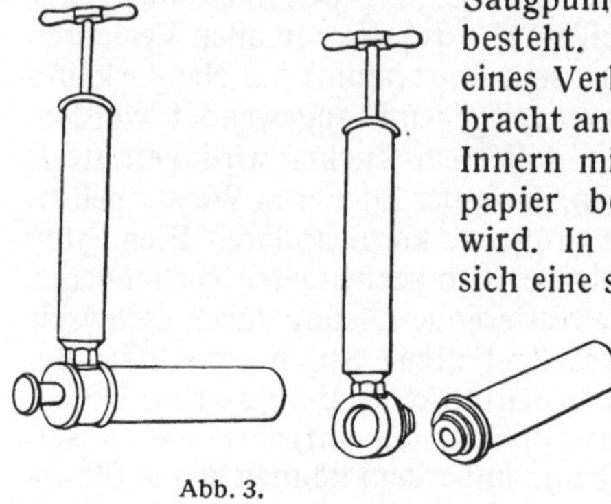

Abb. 3.

Teleky hat auch in Deutschland mit diesem Instrument viele Bestimmungen ausgeführt und zieht es dem Konimeter vor. Ihm haftet aber insofern ein erheblicher Versuchsfehler an, als man infolge des manuellen Pumpenbetriebes die Gleichmäßigkeit der Luftdurchsaugung nicht garantieren kann. Außerdem besteht die Gefahr, daß durch den Rückstoß des Pumpenstempels Staubteilchen wieder von dem Glasplättchen abgeblasen werden können. Schließlich versagt der Owens auch bei dichten Staubwolken.

M. E. befriedigt noch keines der bisher angegebenen Staubbestimmungsverfahren. Man wird danach streben müssen, Apparate zu schaffen, die diese letztbesprochenen Staubzählungs- mit den gravimetrischen Methoden vereinigen. Außerdem muß eine stets gleichbleibende Luftansaugung garantiert sein.

Hiernach wäre nun zu besprechen, was mit dem Staub geschieht, der in den Nasen-Rachenraum und in den Respirationstraktus gelangt.

Dahingehende Versuche sind vor längerer Zeit von K. B. Lehmann mit seinen Schülern Saito, Gfrörer, Mashima und Katayama gemacht worden und haben gezeigt, daß der größte Teil des eingeatmeten Staubes meist zu 90% zurückgehalten wird. Dagegen sollen nur kleine Staubmengen wieder ausgeatmet werden. Diese Beobachtung steht aber im Gegensatz zu der von Owens, der ermittelte, daß die Ausatmungsluft 70% des Staubes der Einatmungsluft enthält. Außerdem soll erst längere Zeit nach Einatmung staubiger Luft die Ausatmungsluft wieder frei sein. Demgegenüber haben Lehmann und seine Schüler etwa zwei Drittel des eingeatmeten Staubes im Magen wiedergefunden. Nach Lehmann „ist offenbar der Staub zum größten Teil in der Nase zurückgehalten und dann mit dem Schleim verschluckt, andere Teile sind bis in die Luftröhre gedrungen und von dort emporgeflimmert, aus dem Kehlkopf durch Räuspern entfernt und dann verschluckt worden".

Jedenfalls ist man sich trotz dieser Gegensätze darin einig, daß nur ein kleiner Teil des eingeatmeten Staubes tief in die Lungen gelangt und dort zurückgehalten wird. Der Staub, der in den Atmungsapparat gelangt, erzeugt dort einen Katarrh. Es kommt zu einer Auswanderung von Serum und Blutkörperchen aus den kleinen Lungengefäßen und außerdem wird durch die Schleimdrüsen vermehrter Schleim gebildet. Es kommt so zur Auflagerung zähen Schleims, der den Hustenreiz bedingt und zu Auswurf führt, der Staub enthält. Einhergeht hiermit meist eine Schädigung der Flimmerepithels. In den katarrhalisch entzündeten Alveolen wird in dem kohlensäurehaltigen Serum der lösliche Staub aufgelöst, wie z. B. der Kalkstaub und der Bleiweißstaub. Die unlöslichen Staubarten werden nicht aufgelöst und zum Teil auch nicht weggeschafft, und können in Form von Staubpfröpfen das Lungengewebe ausfüllen. Ein anderer Teil wandert frei durch die Alveolenwand in das Zwischengewebe. Ein weiterer Teil wird von Phagozyten und Histiozyten aufgenommen und ins Zwischengewebe befördert. Die mit Staub beladenen Zellen wandern auf den Lymphbahnen weiter, evtl. bis in die Lymphknoten oder bleiben in den Lymphgefäßen liegen, wo es dann zur Verstopfung und Entzündungsprozessen kommen kann. Im Anschluß hieran kommt es zu einer mehr oder weniger starken Bindegewebswucherung im Zwischengewebe der Lungenalveolen, woraus dann ein derbes Narbengewebe mit den starken Lungenveränderungen entstehen kann, die das Krankheitsbild verursachen, das wir mit dem Ausdrucke „Staublunge" bezeichnen. Natürlich hängt aber die Ausbildung und Aus-

dehnung einer derartigen Staublunge einmal ab von der Gefährlichkeit resp. geringeren Schädlichkeit einer Gewerbestaubart, dann noch
von den verschiedenen Mengen des eingeatmeten Staubes und schließlich noch von der individuellen Verschiedenheit und der Beschäfti-
gungsart und Lebensweise der in Frage kommenden Staubarbeiter.
Alle diese verschiedenen Momente müssen für das Zustandekommen
der Staublungenerkrankungen in Betracht gezogen werden. Jedenfalls dürfte es nicht richtig sein, zu sagen: „Jeder, der in ein Staubgewerbe geht, weiß, was er zu erwarten hat" (Kölsch), nämlich eine
Staublunge. Die Allgemeingültigkeit einer solchen Ansicht muß
in Übereinstimmung mit Ickert aufs entschiedenste bestritten
werden. Sicher kommt es zu einer Staublunge nach Einatmung von
Gesteinstaub, und zwar zu einer Veränderung, die man unrichtiger-
weise als „Chalikosis" bezeichnet, dagegen besser „Silikosis" nennen
dürfte, da sie durch die in den verschiedensten Gesteinstaubarten
vorhandenen Silikate resp. Kieselsäure bedingt wird. Je mehr freie
Kieselsäure darin vorhanden, um so intensiver sind die Lungenveränderungen, wie ich das schon früher ausdrücklich betont habe.
Am gefährlichsten sind infolgedessen Quarzstaub enthaltende Ge-
steinsarten wie Sandstein, Kiesel, Feuerstein, Quarzsand,
Bergkristall u. a., etwas weniger gefährlich sind wegen des geringeren SiO_2-Gehaltes Granit, noch weniger Marmor, dann
Zement, der im Gegensatz zu den anderen Gesteinstaubarten aus
dem wenig SiO_2 enthaltenden Kalkstein mit einem hohen Gehalt an
CaO besteht und außerdem aus Ton. Zur Ausbildung von richtigen
Staublungen kommt es daher in der Zementindustrie trotz der großen
Staubmengen, die heute noch in Trockenbetrieben an der Tages-
ordnung sind, nur höchst selten (wir selbst fanden in den Mahlräumen
noch bis zu 3—400 mg Staub pro Kubikmeter Fabrikluft). Ickert
fand in der Literatur keine einwandfreie Beschreibung, Sommerfeld bildet dagegen eine Zementstaublunge in seinem neuen Atlas
ab. Auch Pancoast und Pendergraß konnten allerdings nur ganz
geringgradige Veränderungen bei 20 von 25 Untersuchten feststellen
und ebenso fand Schott unter 100 Zementarbeitern nur bei 21 ganz
geringgradige pneumonokoniotische Veränderungen. Mit Ausnahme
von zweien, die aber vorher schon längere Zeit in anderen Staubbetrieben tätig waren, waren alle 10 Jahre und länger im Betrieb, ja
16 sogar mehr als 20 Jahre. Schott kommt zu dem Schluß, daß es
erst nach jahrzehntelanger Fabrikarbeit wohl zu einer klinisch gut
charakterisierten Staublunge kommen kann, die aber viel harmloser
ist als die eigentliche Silikose. Die Leistungsfähigkeit des Arbeiters
wird dadurch nicht beeinträchtigt und seine Lebens- und Arbeitsdauer
nicht herabgesetzt.

Weniger Einigkeit besteht bezüglich der Gefährdung der Arbeiterlungen in der Porzellanindustrie, über die Ihnen ja von anderer
Seite ausführlich berichtet werden wird.

Bogner, Hollitscher, Kölsch und Thiele sind von der Gefährlichkeit überzeugt, Holtzmann und Harms, Rößle, Vollrath u. a. dagegen nicht. Fest steht jedenfalls, daß zur Herstellung des Porzellans nicht ungefährliche Rohmaterialien Verwendung finden wie Kaolin, Feldspat und Quarz; zudem enthält die Glasur freie Kieselsäure.

Unsere Tierexperimente, auf die ich im zweiten Teile meines Vortrages näher eingehen werde, haben auch gezeigt, daß keiner der ausgeprobten Porzellanstaube für das Lungengewebe völlig indifferent ist und die Schädlichkeit von dem darin vorhandenen SiO_2-Gehalt abhängt. Pneumonokoniosen wurden röntgenologisch ja selbst von Holtzmann und Harms, dann von Kölsch, von May und Petri u. a. in einem hohen Prozentsatz bei Porzellinern gefunden. Es dürfte deshalb wohl m. R. die Porzellanstaublunge in die unfallversicherungspflichtigen Gewerbekrankheiten einbezogen sein.

Ebenso wie die Gefährlichkeit dieses Porzellanstaubes auf der schädigenden Wirkung der darin enthaltenen Kieselsäure in Gestalt besonders von Quarz, Feldspat usw. beruht, so ist das auch der Fall bei dem Staub, dem die in der Metallschleiferindustrie beschäftigten Arbeiter wie Fräser, Polierer, Gußputzer usw. ausgesetzt sind. Der Schleifstaub besteht dabei aus verschieden geformten Metallteilchen mit Häkchen und Spitzen und aus kristallinischer Kieselsäure oder Schmirgel. Die Pneumonokoniose der Schleifer ist genauer studiert worden von Staub-Ötiker, er nennt sie Chalikose, während sie richtiger wieder mit Silikosis zu bezeichnen wäre. Recht interessant sind hier die Beobachtungen von Clark und Simons an Arbeitern, die nicht wie sonst üblich die Schleifarbeiten an natürlichen Sandsteinen ausführten, sondern an künstlichen Schleifsteinen, die sich weniger schnell abnützten und weniger zu Staubentwicklung Veranlassung gaben. Infolgedessen fanden sie weniger pneumonokoniotische Veränderungen bei diesen Schleifern als bei solchen, die in der früher üblichen Weise an Sandsteinschleifsteinen arbeiteten. Diese Beobachtungen fanden jetzt kürzlich ihre Bestätigung durch Teleky und Lochtkemper, die derartige Untersuchungen in den Solinger Schleifereien angestellt haben.

Sonst führte die Inhalation von Eisenstaub früher zu ganz charakteristischen Staublungenbildern, die je nach der Eisenverbindung einmal nach Inhalation von Eisenoxyd zur roten Eisenlunge der Arbeiter in Spiegel- und Papierfabriken oder nach Einatmung von Eisenoxyduloxyd oder phosphorsaurem Eisen zur schwarzen Eisenlunge besonders bei den Feilenhauern, Schleifern usw. führte. Diese beiden Formen werden heute wegen der Änderungen im Herstellungsverfahren nur mehr höchst selten beobachtet.

Von anderen Metallstauben, deren Einatmung u. U. von pneumonokoniotischen Veränderungen gefolgt ist, sind in Übereinstimmung mit Ickert zu erwähnen: Zink-, Gold- und Kupferschieferstaub, sofern sie quarzhaltige Gesteinsbeimengungen enthalten. Das beweisen die Untersuchungen Legges und Langes bei amerikanischen Zinkminenarbeitern, von Watkins-Pitchford bei den südafrikanischen Goldminenarbeitern und schließlich von Ickert bei den Kupferschieferbergleuten des Mansfelder Gebirgskreises. Demgegenüber ist zu betonen, daß diese Metallstaube allein ohne Gesteinstaubbeimengung keine Lungenindurationen veranlassen.

Auch hierbei sieht man wieder, welche Bedeutung dem quarzhaltigen Staub für das Zustandekommen der Pneumonokoniose zukommt.

Hiermit wären wohl die anorganischen Staubarten erledigt, die für die Hervorrufung pneumonokoniotischer Lungenveränderungen in Frage kämen.

Von den organischen kann sicherlich der Kohlenstaub das größte Interesse beanspruchen. Er bedingt bekanntlich die „Anthrakose". Während man früher annahm, daß es durch Einatmung von Kohlenstaub allein zu einer typischen Kohlenstaublunge mit produktiver Entzündung und Bildung von hanfkorn- bis kirschgroßen bindegewebigen, mit Kohle durchsetzten Knoten kommen könne, neigt man heute immer mehr der Ansicht zu, daß die Beimengung von Silikatstaub das schädliche Agens darstelle, wofür auch die Ergebnisse neuester Tierexperimente von Mavrogordato u. a. sprechen sollen. In der Tat scheint auch manches dafür zu sprechen, daß die Induration bei der Anthrakose nicht durch den Kohlenstaub allein, sondern durch Beimengung von Steinstaub hervorgerufen wird. Solche Fälle sind als Kombination von Steinstaub- und Kohlenlunge aufzufassen (Sternberg). Mikroskopisch ist die Entscheidung nicht leicht, da, worauf auch schon Sternberg m. R. hinweist, die großen schwarzen Kohleteilchen im optischen Bilde die farblosen Steinteilchen leicht verdecken können. Auch die Untersuchung auf Doppelbrechung kann versagen. Chemisch läßt sich dagegen der vermehrte Silikatgehalt unschwer nachweisen.

Solche Lungen zeigen Verdichtungen und finden sich hauptsächlich bei Hauern in Gruben, die viel Gesteinsbeimengungen (Steinkohle) aufzuweisen haben, oder bei solchen Kohle-Bergleuten, die zwischendurch als Gesteinshauer tätig waren. Demgegenüber sollen aber Arbeiter, die nur mit Kohlenstaub in Berührung kommen, keine Lungenverdichtungen erkennen lassen, also keine Fibrose, dafür aber sehr schwarze Lungen, die chemisch frei von Silikaten sind (Böhme).

Ebensolche Lungen finden sich auch bei Heizern und bei Rußarbeitern (Köhler, Schornsteinfeger usw.).

Nach Ickerts Ansicht sollen auch alle die Staublungen, die durch andere organische Staubarten hervorgerufen werden, auf solche Silikat- oder ähnliche anorganische Beimengungen zurückzuführen sein, womit er nicht ganz unrecht haben dürfte.

Auch K. B. Lehmann glaubt nicht, daß organische Staube indurative Prozesse des Lungengewebes erzeugen, sondern vielmehr nur Epithelschädigungen, die eine Ansiedlung der Tuberkelbazillen und damit eine Ausbreitung der Tuberkulose begünstigen.

Deswegen dürfte wohl auch die Annahme einer Tabakstaublunge nicht zu Recht bestehen; denn was Zenker als „Tabakosis" beschrieben hat, war keine eigentliche indurative Staublunge, sondern eine diffuse braune Fleckung mit Atrophie des Lungengewebes. Auch Rößle sah nach Tabakstaub nur Bronchitis und später eine Atrophie der Schleimhaut der Bronchien aber keine Fibrose. Klinisch und röntgenologisch konnten E. v. Müller und Berghaus bei Tabak- und Zigarrenarbeitern und Krüger, Rostoski und Saupe bei Zigarettenarbeitern so gut wie niemals eine Tabakpneumonokoniose beobachten. Wenn sie eine solche fanden, dann stellte es sich aber immer heraus, daß diese Arbeiter entweder früher in anderen Staubbetrieben oder der Inhalation noch einer anderen anorganischen Staubart (z. B. Bronzestaub) ausgesetzt waren.

Tierversuche, die ein gegenteiliges Ergebnis für die Inhalation organischer Staubarten überhaupt zutage gefördert haben, sind entweder den Verhältnissen der Praxis nicht entsprechend, oder mit viel zu großen Staubdosen oder an unbrauchbaren oder zu wenigen Tieren angestellt worden, wie z. B. von Lubenau. Sie sind infolgedessen gar nicht verwertbar. Die gleiche Beobachtung ist auch häufig zu machen bei den Versuchen, die zur Ermittlung der Beziehungen zwischen Staublunge und Tuberkulose angestellt sind, einem Kapitel, dem eine noch viel größere gewerbe- und sozialhygienische Bedeutung zukommt als der unkomplizierten Staublunge. Über dieses außerordentlich interessante Thema möchte ich Ihnen in meinem morgigen Vortrage ausführlich berichten.

II.

Im Anschluß an meine gestrigen Ausführungen über die Pneumonokoniosen möchte ich Ihnen heute über die Beziehungen derartiger Veränderungen zur Lungentuberkulose referieren und Ihnen dann entsprechend dem Wunsche des Veranstaltungsausschusses über meine eigenen Versuche berichten, die ich seit 5 Jahren an einem großen Tiermaterial mit den verschiedensten Gewerbestaubarten angestellt habe.

Die Tatsache, daß die berufliche Staubeinatmung eine krankmachende Wirkung entfalten kann, ist, wie ich gestern auseinandergesetzt habe, seit langem bekannt.

Solch unglaubliche Staubatmosphären aber, wie sie früher aus den verschiedensten Gewerbebetrieben beschrieben und wie sie z. B. von Dirksen für einen Kohlenbunker mit 2289 mg, von Kölsch für die Zementindustrie mit 1270 mg und von Hahn für eine Hanfhechelei mit 425 mg pro Kubikmeter Gewerbeluft angegeben sind, gelangen nur mehr selten zur Beobachtung. Ein absoluter Staubschutz ist aber doch infolge der Natur mancher Gewerbe so gut wie unmöglich. Ja, die Fortschritte der Industrie haben im Gegenteil in vielen Betrieben sogar eine vermehrte Staubentwicklung bedingt, so z. B. die Kohlenstaubfeuerung, das neue Gesteinstaubverfahren im Kohlenbergbau, besonders aber das maschinelle Gesteinsbohren.

Die gewerbehygienische Bedeutung des Berufsstaubes ist somit nach wie vor außerordentlich groß. Man kann sagen, daß die berufliche Staubinhalation unter den Ursachen von Berufskrankheiten und speziell der Lungentuberkulose auch heute noch die erste Stelle einnimmt, zumal es ja eine seit vielen Jahren bekannte und aus vielen Statistiken hervorgehende Tatsache ist, daß die in Staubbetrieben beschäftigten Arbeiter eine größere Sterblichkeitsziffer an Lungentuberkulose haben als die übrige Arbeiterschaft.

Das ist nun aber keineswegs bei allen gewerblichen Staubarten in gleicher Weise der Fall. Sicher ist es vor allen Dingen bei den Stahlschleifern in Solingen und in Sheffield, die ja bekanntlich immer an Schleiferschwindsucht, und zwar schon in einem Alter sterben, bevor ihre Kinder erwachsen sind. Im Landkreis Solingen z. B. war die Sterblichkeit der Metallschleifer doppelt so hoch wie die der übrigen Bevölkerung, die Erkrankungsziffer sogar 4—5mal höher. Sicher ist es auch bei den Feilenhauern, die mit den Schleifern die höchste Tuberkulosemortalität aufzuweisen haben. Nicht ganz so viel Todesfälle an Staublungentuberkulosefällen haben die in Erzbergwerken tätigen Arbeiter. Aber immerhin nicht kleine Ziffern sind bekanntgeworden aus den Goldminenbergwerken in Südafrika aus den Mitteilungen von Watkins-Pitchford, Mavrogordato u. a., dann weiter von den englischen Zinn- und Bleibergleuten durch Collis, aus den Kupferschieferbergwerken des Mansfelder Gebirgskreises, wo Ickert 1920 eine Tuberkulosesterblichkeit von 19,5 und Redeker einige Jahre später eine solche von 36,5 auf 10000 bei den Bergarbeitern fand. Günstigere Ziffern finden sich bei der roten Eisenlunge im Anschluß an Eisenoxydinhalation, in der die bindegewebige Induration überwiegt, so daß sich der tuberkulöse Prozeß nur wenig entwickeln kann.

Weiter ist es sicher bei dem im Steinbearbeitungsgewerbe Tätigen. Bekanntlich sind bei den Steinarbeitern vier Fünftel aller Todesfälle auf Tuberkulose zurückzuführen. Besonders trifft dies zu für die Sandstein- und Feuersteinarbeiter und ebenso auch für die in den Schamottefabriken. Etwas weniger gefährdet sind die Leute, die den Granit bearbeiten, da dieser weniger kristallinische SiO_2 enthält als der Sandstein, der in der Hauptsache daraus besteht. Nach Engel verhält sich gemäß einer englischen Statistik die Tuberkulosesterblichkeit der Sandsteinarbeiter zu der der Granitarbeiter wie 415 zu 127 auf 70000 Lebende. Noch harmloser soll infolge des noch geringeren SiO_2-Gehaltes die gewerbliche Einatmung von Marmorstaub sein.

Dieser Unterschied in der Gefährlichkeit und Tuberkulosebeförderung durch Sandstein, Granit und Marmor entspricht durchaus dem verschiedenen Gehalt an freier SiO_2. Dieser ist also maßgebend dafür, ob eine Staubart als lungengefährlich anzusehen ist oder nicht. Weiter wird behauptet, z. B. von Collis, daß die Mischung von Kieselsäure mit anderem Staub weniger gefährlich sei als reine SiO_2. Nach ihm betrug die Sterblichkeit an Staublungentuberkulose in einer Fabrik für hochwertige, in der Hauptsache Kieselsäure enthaltende Ziegel 32 %, in einer anderen jedoch, welche SiO_2 und Schiefer zur Herstellung benutzte, nur 1 %.

Schließlich kommt auch viel Tuberkulose in den Fabriken vor, in denen viel organischer Staub wie Wolle, Baumwolle, Leinen, Hanf, Tabak usw. eingeatmet wird, obwohl die Einatmung dieser organischen Staubarten in den Lungen keine indurativen Veränderungen, sondern wahrscheinlich nur Epithelschädigungen hervorruft, die allerdings einen geeigneten Nährboden für die Entwicklung der Tuberkelbazillen darbieten. Die in all diesen vorgenannten Fabriken und Betrieben beschäftigten Arbeiter zeigen daher auch in statistischen Erhebungen hohe und höchste Sterbeziffern an Tuberkulose. Ob diese aber alle auf die Staubeinwirkung zurückzuführen sind, darüber möchte ich mich nachher etwas näher äußern. Schließlich haben noch die Holzarbeiter in geschlossenen Räumen hohe Tuberkuloseziffern aufzuweisen.

Demgegenüber gibt es auch gewisse Betriebe, in denen tuberkulöse Erkrankungen bzw. Sterbefälle an Tuberkulose zu den Seltenheiten gehören. So zählt in den Fabriken, in denen Gipsstaub, Kalkstaub in Form von Ätzkalk und gelöschtem Kalk, Zementstaub und Thomasschlackenstaub aufgewirbelt und eingeatmet wird, die Lungentuberkulose zu den nur selten beobachteten Erkrankungen.

Während über alle diese Staubarten bezüglich ihrer Beförderung bzw. Hintanhaltung der Lungentuberkulose in statistischen Erhebungen Einigkeit herrscht, sind die Ansichten über verschiedene Staubarten aber noch sehr geteilt. So zeigen die in der Porzellanindustrie Tätigen zwar nicht solche hohe Tuberkulosemortalitäts- und Morbiditätsziffern wie die Steinarbeiter, aber immerhin lassen sie auch heute noch eine nicht unerhebliche Zahl von Krankheitstagen und nicht gerade kleine Mortalitätsziffern an Tuberkulose besonders in den Altersklassen über 40 Jahre erkennen, ganz entsprechend den früheren Erhebungen besonders von Sommerfeld, Hollitscher, Bogner, Thiele, Kölsch u. a., die den Porzellanstaub als tuberkulosebegünstigend angesehen wissen wollen, während dieses in neuerer Zeit von Rößle, Vollrath, Holtzmann und Harms bezweifelt wird. Aus den meisten Erhebungen geht aber doch wohl hervor, daß langjährige Einatmung des kieselsäurehaltigen Porzellanstaubes für das Zustandekommen von Staublunge und Staublungentuberkulose verantwortlich zu machen ist. Dabei ist aber zu berücksichtigen, daß, wie man jetzt wohl allgemein annimmt, nicht jeder Staub in der Porzellanindustrie gefährlich ist, sondern das hängt vor allem einerseits von seinem Quarzgehalt ab und andererseits von der Beimengung toniger Bestandteile. Außerdem sind nur die eigentlichen Porzelliner gefährdet, während das bei den sog. Hilfsarbeitern in den Porzellanbetrieben nicht der Fall ist.

Eine gewisse Unstimmigkeit besteht auch bezüglich der Gefährlichkeit des Kohlenstaubes. Die Kohlenarbeiter atmen wohl den meisten Staub ein und trotzdem werden bei ihnen fast stets niedrige Erkrankungs- und Sterbeziffern an Lungentuberkulose beobachtet, was so gut wie allen Statistiken mit großer Deutlichkeit zu entnehmen ist. Nach Collis liegt das Tuberkulosesterbealter der Kohlenbergleute erst zwischen dem 55. und 65. Lebensjahre und das entspricht auch den von Lindemann mitgeteilten Aufzeichnungen des Bochumer Knappschaftsvereins, nach denen das Hauptsterbealter an Tuberkulose der aktiven und invaliden Mitglieder zusammen im Jahre 1907 zwischen 56 und 60 Jahren, 1906 zwischen 66 und 70 Jahren, 1905 ebenso, 1904 zwischen 51 und 55 Jahren und 1903 zwischen 56 und 60 Jahren lag (Ickert).

Außerdem weicht nach Lindemann die Tuberkulosemortalität der Kohlenbergarbeiter nur unmerklich von dem Gesamtdurchschnitt Preußens ab. Auch nach Heymann und Freudenberg ist sie verhältnismäßig niedrig, ungefähr so hoch wie die Tuberkulosesterblichkeit in Berlin, die allerdings wohl eine der höchsten unter den Großstädten des Deutschen Reiches ist (Ickert). Die Tuberkulosesterblichkeit der englischen Kohlenbergarbeiter dagegen ist nach Prinzing viel niedriger als die der gesamten Arbeiterschaft und der männlichen Invaliden von England, obwohl, worauf Böhme mit Recht hinweist, die Arbeiterauslese und die hygienischen Verhältnisse im englischen Kohlenbergbau noch weit von der Höhe entfernt sind, auf der diese sich im Ruhrkohlengebiet befinden. Es müssen da sicherlich noch andere Momente mitspielen. Manche Autoren wollen daher dem Kohlenstaub eine direkt bakterizide Wirkung zuschreiben, was mir aber auf Grund experimenteller Erfahrungen mehr als fraglich zu sein scheint. M. E. sind andere, z. B. soziale Momente viel wichtiger für die Erklärung dieser geringen Erkrankungs- und Sterbeziffern, worauf ich später noch zurückkommen werde. — Abzutrennen von den Kohlenbergleuten sind die sog. Gesteinshäuer in den Bergbetrieben, die den Steinhauern gleichzustellen sind, und ebenso die noch mehr gefährdeten Arbeiter, die das maschinelle Gesteinshämmern und Bohren zu besorgen haben.

Sodann wäre noch darauf hinzuweisen, daß auf Grund aller statistischen Erhebungen die Lungentuberkulose recht häufig bei den Tabakarbeitern gefunden wird. Diese Tatsache wurde früher auf das Zusammenwirken von Tabakosis und Tuberkuloseinfektion zurückgeführt. Aber schon von L. Brauer konnte festgestellt werden, daß keine derartigen unmittelbaren Beziehungen bestehen. Er lehnte die Annahme einer Tabakosis ab, ebenso wie Rößle und neuerdings Holtzmann und Berghaus, v. Müller und Berghaus, Grünbaum, Krüger, Rostoski und Saupe. Zenker selbst hat auch nie von einer Tabakpneumonokoniose gesprochen, auch nicht Merkel, der wiederholt Lungen schwindsüchtiger Tabakarbeiter seziert hat, aber mikroskopisch höchstens braune feine Flecken im Lungengewebe fand. Es handelte sich um einfache chronisch-pneumonische, bronchitische und tuberkulöse Prozesse. Die neueren Autoren sehen vielmehr die Ursache für die Häufigkeit der Tuberkulose bei den Tabakarbeitern in den schlechten örtlichen und sozialen Verhältnissen (s. die demnächst erscheinende Monographie von Jötten und Kortmann). Recht interessant und wertvoll sind vor allem die neuesten Mitteilungen von Ernestine v. Müller und Berghaus aus der Schwetzinger Lungenfürsorge. Sie sahen, abgesehen von der reizenden Wirkung auf die Schleimhäute, keine schädigende und tuberkulosebefördernde Einwirkung des Tabakstaubes. Sie fanden außerordentlich viel Tuberkulose unter den Schwetzinger Zigarrenarbeitern. Es war aber nach Vergleich mit den früheren Erkrankungs- und Todesziffern kein Anstieg nach Einsetzen der Tabakindustrie im Schwetzinger Bezirk festzustellen; in anderen Gegenden, z. B. im Tabaksort Altlußheim, sahen sie sogar eine Abnahme der Tuberkulosesterblichkeit auftreten, trotzdem die Prozentziffer der Tabakarbeiter von 4,6 auf 14,1 % zugenommen hatte.

Die Hauptursache der oft vorkommenden Lungentuberkulose sehen auch sie in den schlechten sozialen Momenten, viel weniger in Tabakstaub und der Tabakverarbeitung. Hiergegen spricht auch die häufige Feststellung von alten inaktiven spezifischen Prozessen bei den Fürsorglingen aus der Tabakindustrie. Dieser Befund dürfte jedenfalls gegen eine schlechte Beeinflussung der Tuberkulose durch den Tabakstaub sprechen. Da aber viele Offentuberkulöse in solchen Tabakbetrieben jahrelang tätig sind, geben sie die Möglichkeit einer gelegentlichen Tuberkuloseansteckung durch Staubinfektion in der Fabrik zu. Aber mit Recht weisen sie darauf hin, daß solche Vorkommnisse sich nicht nur in Tabakfabriken und auch nicht häufiger ereignen als in anderen Staubbetrieben, in denen auch Tuberkulöse beschäftigt sind.

Schließlich wollen auch Krüger, Rostoski und Saupe in der Zigarettenindustrie Dresdens die recht erhebliche tuberkulöse Durchseuchung nicht ohne weiteres auf die tuberkulosebegünstigende Wirkung des Tabakstaubes zurückführen, um so weniger als sie, wie E. v. Müller und Berghaus, ganz überwiegend inaktive tuberkulöse Prozesse vorgefunden haben. Außerdem glauben sie im Gegensatz zu L. Brauer, daß es sich in der Zigarettenindustrie um ein körperlich durchschnittlich unterwertiges Menschenmaterial handelt, das die im Vergleich mit anderen Berufen verhältnismäßig leichtere

Arbeit in der Zigarettenindustrie wählt; dafür sprechen i. E. alle körperlichen Befunde.

Sie ersehen hieraus, daß früher mehr der Tabakindustrie und speziell dem Tabakstaub die Schuld für das Zustandekommen der bei den Tabakarbeitern häufig gefundenen Lungentuberkulose beigemessen wurde, während man heute mehr und mehr den schlechten wirtschaftlichen und sozialen Verhältnissen, der erhöhten Frauenarbeit und den in der Tabakindustrie tätigen Schwächlichen und Geschwächten und dem zum Teil schon tuberkuloseinfizierten Menschenmaterial die Ursache zuschieben will. — Ein direkter Beweis für die Richtigkeit einer der beiden Ansichten steht aber bis heute noch aus.

Dasselbe dürfte auch für die verschiedenen Textilstaubarten gelten. Einmal ist nach Einatmung von Textilstaub von keiner Seite eine Staublunge beschrieben worden, dann scheinen die häufigsten Krankheitsursachen bei Spinnern und Webern die Erkrankungen der Atmungs- und Verdauungsorgane zu sein, und schließlich kommen in der Mortalitätsstatistik 40% auf Lungenleiden, unter denen wieder die Lungentuberkulose den größten Anteil hat. Ebenso sind in der Textilindustrie viel jugendliche und weibliche Arbeitnehmer tätig, und außerdem gibt es ebenso wie in der Tabakindustrie immer noch Hausindustrielle, die an primitiven Webstühlen arbeiten in außerordentlich langer Arbeitszeit bei schlechtesten Ernährungsverhältnissen. Kein Wunder also, wenn auch hier sehr viel Tuberkulose gefunden wird. — Entsprechend der Ickertschen Ansicht von der Lungenunschädlichkeit organischer Staubarten dürfte aber der Textilstaub nicht als tuberkulosebegünstigend in Frage kommen, sondern andere Faktoren ebenso wie beim Kohlen- und Tabakstaub. Das ist aber noch zu beweisen.

Bei diesen widersprechenden Angaben und Beobachtungen war es reizvoll, an die Klärung dieser Streitfragen heranzugehen:

Für die Erforschung der Zusammenhänge zwischen Staubeinatmung bzw. Staublunge und Staublungentuberkulose stehen zwei Wege zur Verfügung.

1. Die medizinische Statistik und 2. das Experiment.

Trotzdem die Exaktheit der medizinischen Statistik durch möglichste Ausschaltung von Fehlerquellen, durch Heranziehung moderner Untersuchungsmethoden, z. B. der Röntgendurchleuchtungen, durch Massenbeobachtungen und Massenuntersuchungen usw. auf eine verhältnismäßig große Höhe gebracht ist, ist trotz der großen Zahl der bis jetzt schon veröffentlichten statistischen Arbeiten eine Einigung über die vorher erwähnten sich zum Teil ganz widersprechenden Befunde nicht zu erzielen gewesen. Vor allem kann uns die Statistik keine genügende Aufklärung darüber geben, ob eine Staubart wirklich gefährlich ist und ob nicht doch diese schädigenden Staubwirkungen durch günstige soziale Verhältnisse kompensiert werden können oder nicht. Es bleibt somit noch das Tierexperiment, das auch schon von anderer Seite zur Klärung dieser Fragen herangezogen worden ist, so z. B. von Preiß mit Eisenstaub, von Wainwright und Nicholls mit Kohlenstaub, von Cesa Bianchi mit allen möglichen Staubarten, von Claisse und Josué mit Ruß, von Gardner, Gardner und Dworski mit Granit, Marmor und Schmirgelstaub, von Willis mit Weichkohlenstaub, von Mavrogordato mit Kieselsäurestaub, von Alling mit Kohlenstaub, von Groß mit Quarz- und Kohlestaub und von Henius und Richert mit Kohlenstaub. Viele dieser Arbeiten werden wegen Mängel der Versuchsanordnung, besonders aber wegen der zu intensiven Staubentwicklung abgelehnt. Für die Aufstellung von gesetzmäßigen Tatsachen sind überhaupt die Versuchszahlen noch zu gering und ihre Ergebnisse sind zu wenig übereinstimmend. Die Versuche und Versuchsergebnisse von Gardner und Dworski, von Mavrogordato und von Willis sind aber doch schon recht bemerkenswert und lassen den schädigenden Einfluß besonders der Kieselsäure bei der Staubinhalation deutlich erkennen. Vor allem geht aus diesen Versuchen hervor, daß eine vergleichende Betrachtung verschiedener Staubarten in gleichartigen Versuchsreihen von erheblichem Belang für die Erhebung von Schlußfolgerungen ist.

In unseren Versuchen, über die ich Ihnen nur ganz kurz berichten will, haben wir in den ersten Versuchsserien den notorisch schädlichen Stahlschleifstaub und den angeblich unschädlichen Kalkstaub herangezogen, um in großen Vergleichsversuchen die Wirkung dieser Staubarten mit der der umstrittenen Staubsorten von Porzellan, Kohlenstaub und den ihm nahestehenden Ruß vergleichen zu können.

In einer zweiten Versuchsreihe wurde ein sicher schädlich wirkender Tonschiefer-Gesteinstaub (hoher SiO_2-Gehalt) mit dem harmlos sein sollenden Zementstaub und dem fraglichen Tabakstaub verglichen.

In einer dritten Serie endlich haben wir den in dem harmlosen Zement vorhandenen Kalksteinstaub, den evtl. unschädlichen Thomasschlackenstaub und den fraglichen Baumwolltextilstaub untersucht.

Als Versuchstier diente das Kaninchen, nachdem wir uns in umfangreichen Vorversuchen davon überzeugen konnten, daß die experimentelle Kaninchentuberkulose tuberkulöse Lungenprozesse liefert, die viel mehr der menschlichen Lungentuberkulose auch in ihrem länger dauernden Verlauf ähneln als die, die man im Meerschweinchen experimentell hervorrufen kann.

Zur Infektion wurde der bekannte Typus humanus Baumgarten Schröder-Mietsch verwandt, der, wie wir uns in vielen Vorversuchen überzeugen konnten, 6 Wochen post inhalationem schwache, aber ausreichende tuberkulöse Lungenveränderungen hervorrief.

Außerdem ist es uns gelungen, durch eine vor Beginn der Bestaubungsversuche ganz schwach gesetzte tuberkulöse Infektion, die wir mittels Inhalation schwach Kaninchen-virulenter menschlicher Tuberkelbazillen vornahmen, einen Durchseuchungswiderstand bei den Versuchstieren hervorzurufen, wie wir ihn beim erwachsenen, schon tuberkulose-durchseuchten Menschen vor uns haben. Die später gegen Schluß der Bestaubung vorgenommene Zweitinfektion führte dann zu sekundärer bzw. chronisch indurierender Tuberkulose. Das ist eine neue Versuchsmöglichkeit, die man bei Tuberkuloseversuchen bisher noch nicht zur Anwendung gebracht hat.

Und gerade mit Hilfe dieser Methode ist es uns möglich gewesen, besonders feine Unterschiede zwischen den einzelnen Staubarten in ihrer Wirkung auf das Lungengewebe herauszufinden.

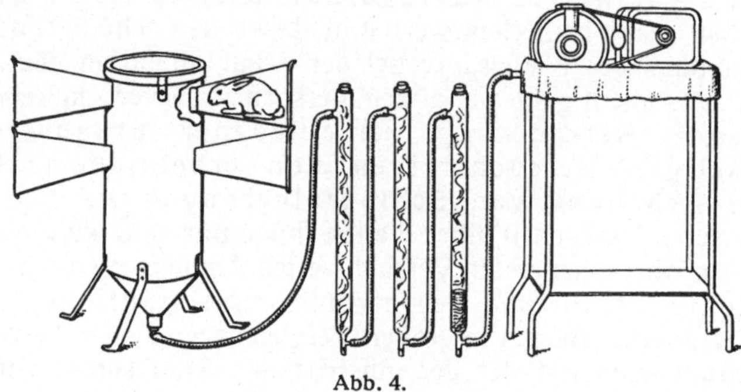

Abb. 4.

Die Kaninchen wurden nun in besonderen metallenen Inhalationstürmen, wie Sie einen hier auf der Abbildung sehen (s. Abb. 4), der Bestaubung ausgesetzt. Der Staub wurde in Glaszylindern durch intermittierenden Kompressorenluftstrom aufgewirbelt und von unten in den Inhalationsturm eingeleitet.

Die eingeführte Staubmenge wurde so gewählt, wie sie in den in Frage kommenden Betrieben gefunden wird. Meist haben wir uns durch selbst angestellte Staubmessungen (Ascher) vor Anstellung der Versuche darüber informiert.

Die Inhalationsdauer betrug pro Tag $1/_2$—1 Stunde und wurde mindestens $3^1/_2$ Monate lang vorgenommen, hin und wieder aber auch bis zu 6 Monaten ausgedehnt. Kurz vor Ablauf dieser Staubinhalationszeit wurden einige Tiere getötet und ihr Lungenbefund makroskopisch und mikroskopisch festgestellt und die übrigen bestaubten Kaninchen mit Tuberkelbazillen auf dem Inhalationswege oder i. v. infiziert und nun abgewartet, wie sich der Verlauf der experimentellen Lungentuberkulose bei den verschiedenen Staub- und staubfreien Kontrollen gestaltete.

Nun zu den einzelnen in der ersten Versuchsserie verwandten Staubsorten (Abb. s. bei Jötten und Arnoldi):

1. Stahlschleifstaub: aus den Zwillingswerken von Henkell in Solingen mit viel spitzigen, eckigen, scharfen Gebilden und Quarzkristallen.

2. Kalkstaub: einfacher, sehr fein zermahlener, gelöschter Kalk (Ca(OH)$_2$) aus rundlichen farblosen kleinen (1—20 μ) Körnchen.

3. Porzellanstaub.

Die erste Sorte aus Freiberg i. Sa. (1,5—90 μ), mit vielen eckigen, scharfen, quarzigen Bestandteilen, die schon einen Brennprozeß durchgemacht hatten und verglastes Silikat darstellten mit einem SiO$_2$-Gehalt von 69,25%.

Eine zweite Porzellansorte aus Selb von Rosenthal (1 bis 90 μ), eine ungebrannte Masse mit mehr tonigen Beimengungen mit einem SiO$_2$-Gehalt von 65,9% neben viel Kaolin und körnigen amorphen Massen.

4. Kohlenstaub, Anthrazit, aus kleinen und größeren weichen Teilchen und unregelmäßigen, spießig gestalteten, harten Partikelchen (1—200 μ),

und schließlich

5. Ruß aus kleinsten punktförmigen amorphen Körnchen.

Von diesen habe ich nun Stahlschleif-, Kalk- und Porzellanstaub zunächst in größeren Mengen von je 200 mg pro Kubikmeter Kastenluft verblasen.

Die 3 Staubsorten wurden von den Tieren gut vertragen, ohne einige Opfer besonders in den ersten Versuchswochen ging es natürlich nicht ab.

Recht eindeutig waren die Resultate bei den Stahlschleifstaubversuchen. Sie ließen erkennen, daß die experimentelle Lungentuberkulose durch die Stahlschleifstaubinhalation ganz erheblich befördert wird, und ebenso einwandfrei war das Gegenteil bei den Kalkstaubserien festzustellen. Eine Tuberkulosebeförderung durch die Kalkstaubinhalation war niemals bei den Versuchstieren zu beobachten, vielmehr konnte man wohl eher den Eindruck haben, als ob eine günstige Beeinflussung durch den Kalkstaub hervorgerufen würde.

Bei den Porzellanstaubinhalationsversuchen war sehr bald eine ungünstige Beeinflussung der experimentellen Lungentuberkulose zu beobachten, zumal sich schon durch die Staubinhalation allein, und zwar bei beiden Porzellanstaubarten, eine Schädigung des Lungengewebes bemerkbar machte. Besonders deutlich und ausgeprägter war dieses bei dem silikatreicheren verglasten Freiberger Staub der Fall.

Die experimentelle Tuberkulose nimmt in solchen bestaubten Lungen eine viel schnellere und größere Ausbreitung an als bei den unbestaubten nur mit Tuberkelbazillen infizierten Kontrolltieren.

Eine günstige Beeinflussung der tuberkulösen Lungenprozesse durch Porzellanstaubinhalation läßt sich also nicht feststellen.

Das ist auch weiter nicht verwunderlich, wenn Sie sich jetzt die Veränderungen ansehen, die ich Ihnen in mikroskopischen Schnittpräparaten vorführen möchte (Abb. s. bei Jötten und Arnoldi).

Im Übersichtsbild sieht man zunächst einmal ganz erhebliche Gewebsverdichtungen, die wahrscheinlich auf eine Verbreiterung der Alveolarwände und Septen als Ausdruck einer interstitiellen Entzündung mit ödematöser Stauung zurückzuführen sind. Die Elastikafärbung zeigt eine deutliche Auflockerung und Zersprengung des elastischen Fasernetzes, was an sich schon eine ganz erhebliche Schädigung der Lungen bedeuten dürfte. Bei stärkster Vergrößerung sieht man deutlich den Staub größtenteils innerhalb der Phagozyten, der Staubzellen, aber auch frei im Gewebe liegen.

Nur beim Porzellanstaub I fand sich nach längerer Inhalationsdauer eine Fibrose der Septen, die einzige in diesen Versuchen beobachtete Form von Induration.

All diese hier beobachteten Veränderungen werden auch nach Inhalation von dem mehr tonigen Porzellanstaub und auch nach Inhalation geringer Staubdosen von 60—70 mg pro Kubikmeter Turmluft hervorgerufen, wenn auch weniger intensiv.

Zum Vergleich bringe ich jetzt einige Kohlenlungen, die in gleichzeitig laufenden Versuchen gewonnen sind. Sie weisen weniger intensive Gewebsverdichtungen auf und weniger entzündliche Veränderungen.

Die Kohleteilchen liegen zum Teil im interstitiellen Gewebe, zum Teil werden aber auch ganze Alveolargruppen von dem Kohlenstaub angefüllt, was man bei starker Vergrößerung recht gut erkennen dürfte.

Die durch diese 3 verschiedenen Staubarten gesetzten Lungenveränderungen lassen erkennen, daß der aus verglasten Silikaten bestehende Porzellanstaub I die schwersten Veränderungen setzt, ähnlich denen, die nach Inhalation anderer notorisch schädlicher Gesteinstaubarten andere Autoren haben auftreten sehen. Wesentlich weniger verändernd wirkt die Inhalation des mehr tonhaltigen 2. Porzellanstaubes und am wenigsten der unter gleichen Bedingungen inhalierte Steinkohlenstaub.

Die weiteren gleichzeitig mit Porzellan-, Kohlen-, Ruß- und Kalkstaub angestellten Versuche mit Nachinfektion von Tuberkelbazillen haben ebenfalls ganz eindeutige und übereinstimmende Ergebnisse gebracht. Die Unterschiede zwischen diesen verschiedenen Staubarten in ihrer Wirkung auf die experimentelle Kaninchenlungentuberkulose waren absolut eindeutig.

Schließlich brachten die Versuche mit den sog. Immuntieren, die vor Beginn der Staubinhalation mit einem schwach virulenten

Tuberkelbazillenstamm per inhalationem infiziert waren und eine gewisse Durchseuchungsresistenz aufwiesen, eine einwandfreie Bestätigung der bisherigen Versuchsergebnisse, was aus den Abbildungen derartiger Immuntierlungen sehr gut zu sehen ist.

Sie lassen erkennen, daß die Inhalation vor allem des silikatreichen Porzellanstaubes, dann aber auch des tonreichen Selber-Präparates und schließlich auch die des Kohlenstaubes noch ausgereicht hat, um eine deutliche Förderung der Tuberkuloselungenprozesse zu bewirken, die zum Teil wesentlich ausgedehnter waren als bei den staubfreien Immun- und den gewöhnlichen Kontrollen. Besonders bemerkenswert bei diesen Immuntierversuchen ist das Auftreten von Bindegewebsneubildungen um die Käseherde und die Staubansammlungen herum. Das Auftreten solcher indurierender Prozesse ist in Übereinstimmung mit Ickert und Claisse und Josué wahrscheinlich auf das Zusammenwirken von Staub und Tuberkulose zurückzuführen.

Nach Abschluß dieser Versuchsreihen wurde die Einwirkung von Gestein-, Zement- und Tabakstaub studiert, die folgendermaßen aussahen (Abb. s. bei Jötten und Kortmann):

1. Gesteinstaub mit Tonschiefer aus der unteren Fettkohlenpartie, der zum sog. Gesteinstaubverfahren in einigen Bergwerken Verwendung gefunden hatte. Zu 57% besteht er aus SiO_2 mit 46% freier SiO_2, 34,5% Eisenoxyd und Tonerde. Er ist schwer löslich und stellt eine harte Masse dar (1,8—150 μ).

2. Zementstaub. Das Fertigfabrikat der Wicking-Portland-Zement- und Wasserkalkwerke in Lengerich. Er enthält bei 20% Kieselsäure nur 3% freie SiO_2 und 6% Tonerde, dagegen aber 62,39% Kalk (CaO) (1,5—150 μ).

3. Tabakstaub aus der Fabrik von Oldenkott-Söhne. Große organische Gebilde von sehr wechselnder Gestalt ohne bestimmte Formen, ohne spitze Ecken und Kanten (2—1200 μ).

Nach 3—4 monatiger Inhalationsdauer findet man in den Lungen sowohl beim Gesteins-, wie beim Zement- und beim Tabakstaub-Kaninchen mehr oder weniger ausgeprägte Veränderungen, die bei den Tonschiefer-Gesteinstaubkaninchenlungen entsprechend dem höchsten SiO_2-Gehalt am ausgebildetsten und umfangreichsten in die Erscheinung treten. Viel weniger ausgesprochen ist das schon bei den Zementstaublungen und ebenso auch bei denen, die der Tabakstaubeinatmung ausgesetzt waren. Sehr deutlich zu sehen ist das an den mikroskopischen Schnitten, die ich Ihnen in verschiedener Vergrößerung zur Wiedergabe bringe (s. Jötten und Kortmann).

Die Veränderungen sind ebenso wie die Elastika-Auflockerung und -Zersprengung ähnliche, wie wir sie bei den Porzellanstaublungen kennengelernt haben. Am ausgeprägtesten bei den Tonschiefer-Gesteinstaublungen, während die nach Zementstaubinhalation und nach Tabakstaub erheblich geringere sind. Auch die Staubeinlagerung ist innerhalb und außerhalb der Zellen im interstitiellen Gewebe, besonders aber in den perivaskulären Lymphknoten festzustellen. Am wenigsten Staub findet sich bei den Tabak- und Zementstaublungen, während er in den Gesteinstaublungen innerhalb der Zellen und besonders in den damit vollgestopften Lymphknoten reichlich zu finden ist. Sehr deutlich wird dieses an den Bildern, die ähnlich der Leuchtbildmethode bei Dunkelfeldbeleuchtung und schwacher Vergrößerung von mit Alaun-Karmin gefärbten Präparaten gewonnen sind.

Dem Grade dieser Lungenveränderungen entsprechend war auch die Beeinflussung der experimentellen Lungentuberkulose, wie viele Versuchsreihen übereinstimmend ergeben haben. Tonschiefer-Gesteinstaubinhalation beförderte die Ausbreitung der tuberkulösen Prozesse ebenso wie die des silikathaltigen Porzellanstaubes erheblich, während die Schädigungen durch den Zementstaub und durch den Tabakstaub lange nicht so intensiv waren.

Besonders deutlich traten diese Unterschiede bei den vorinfizierten sog. Immuntieren mit der vorher gesetzten Durchseuchungsresistenz hervor, wie man das an großen Lungenschnittbildern sehr gut sehen kann.

Die Zement- und Tabakstaub-Immunlungen ließen fast durchwegs indurative Prozesse erkennen, die Gesteinstaub-Immunlungen dagegen exsudative Prozesse. Diese Unterschiede sind bei den nur einmal Infizierten nicht vorhanden, hier finden sich bei allen drei Staubarten exsudative tuberkulöse Prozesse.

Hier tritt also die Überlegenheit der Vorimmunisierungsmethode bezüglich der Abstufung der Schädlichkeit der verschiedenen Staubarten besonders deutlich in die Erscheinung.

In der dritten Versuchsreihe ließ Kalksteinstaub, der neben der Rohmühle im Wicking-Werk-Lengerich aufgefangen war, dieselben Veränderungen in den Versuchstierlungen erkennen wie Zement.

Weiter erwies sich der Baumwollstaub aus der Textilfabrik von Niehues & Dütting in Nordhorn fast ebensowenig tuberkulosebefördernd wie der Tabakstaub. Die Lungen der Versuchstiere, die über 5 Monate im Betriebe selbst gehalten waren, lassen das sowohl bei nicht vorimmunisierten wie bei vorimmunisierten Kaninchen erkennen.

Das nächste Bild ergibt dann noch die relative Tuberkuloseungefährlichkeit des Thomasschlackenstaubes. Die Versuchstiere waren ca. 4 Monate lang täglich 1 Stunde einer Thomasschlackenstaubatmosphäre von ca. 60 mg pro Kubikmeter Turmluft ausgesetzt worden. Die Tuberkuloseprozesse sind nicht wesentlich ausgedehnter als bei den staubfreien Kontrollen.

Somit dürfte das Ergebnis unserer umfangreichen Versuche kurz zusammengefaßt folgendes sein:

Die stärksten Veränderungen wurden, wie zu erwarten, vom Stahlschleifstaub hervorgerufen, danach von den silikatreichen

Staubarten, wie Gesteinstaub (mit Tonschiefer) und Porzellan. Von diesen letzteren um so mehr, je mehr Silikate darin enthalten waren. Mäßig schädigend wirkten Kohlenstaub und Ruß, noch weniger Zement-, Kalkstein-, Thomasschlacke-, Textil- und Tabakstaub. Am harmlosesten war der Kalkstaub in Gestalt von $Ca(OH)_2$.

Zu diesen Ergebnissen ist zu sagen, daß der umstrittene Porzellanstaub ebenso wie die von anderer Seite studierten Silikate auf Grund der Versuche keineswegs als unschädliche Staubart anzusehen ist. Wenn auch die einzelnen Porzellanstaubsorten verschieden gefährlich sind, so ist aber keine dieser Staubarten als völlig harmlos anzusehen.

Auch der Steinkohlenstaub ist ebenso wie der Ruß nicht als vollkommen indifferent oder gar als tuberkulosehemmend anzusprechen. Er steht nahe der Indifferenzzone. Er wirkt schon tuberkulosebefördernd, was Sie an diesem Präparat sehen können (Jötten und Arnoldi, Abb. 88); überall um Kohleteilchen herum haben sich die Tuberkel entwickelt. Es besteht daher wohl die Ansicht zu Recht, daß die relative Seltenheit der Tuberkulose unter den Kohlenbergleuten nicht auf einer tuberkuloziden Eigenschaft des Kohlenstaubes, sondern vielmehr auf der sorgfältigen Berufsauslese, früheren Invalidisierungsmöglichkeit der Bergleute und auf anderen äußeren Momenten beruht. Dafür sprechen auch die Mitteilungen, daß andere Kohlenstaubarbeiter, wie z. B. die Kohlenablader, lange nicht so günstig dastehen wie die Bergarbeiter.

Mehr Obacht als bisher wird man auch auf das sog. Gesteinstaubverfahren haben müssen, da hierzu nicht immer für die Lunge unschädliche Staubsorten Verwendung finden, besonders wenn sie einen zu hohen Gehalt an SiO_2 aufzuweisen haben. Sehr empfehlenswert scheint mir in Übereinstimmung mit Sleeswijk ein solcher Staub zu sein, der möglichst wenig SiO_2, daneben aber einen hohen Kalkgehalt besitzt. Geeignet ist auf Grund unserer Versuchsergebnisse der Kalksteinstaub, der auch den Anforderungen der Bergbehörde entspricht. Fernzuhalten sind aber jedenfalls solche Gesteinstaubarten, die so viel Quarz und Feldspat enthalten wie der von uns erprobte.

Dasselbe, was für den Steinkohlenstaub gilt, trifft auch für den Zement- und den Kalksteinstaub zu, die experimentell sich zwar als weniger schädlich als der Kohlenstaub, sicher aber auch nicht als ganz indifferent erwiesen haben. Versuchsergebnisse in den Betrieben selbst bestärken diese Ansicht. Sowohl die Tiere, die im Packraum mit ca. 20 mg Staub im Kubikmeter Luft, neben der Zementmühle mit ca. 160 mg Staub im Kubikmeter Luft oder neben der Kugelmühle mit ca. 300 mg pro cbm ca. 4 Monate aufgestellt und zum Teil kurz vor dem Abholetermin mit Tuberkelbazillen infiziert waren, ließen dieselben reaktiven Stauberscheinungen und eine geringe

Beförderung der Tuberkulose erkennen wie die Laboratoriums-
versuchtiere. Ein Beweis für die Zuverlässigkeit und Richtigkeit
unserer Versuchsanordnung.

Ebenso schwach tuberkulosebefördernd hat im Experiment der Tabakstaub gewirkt. Daß trotzdem so viele Erkrankungs-
und Todesfälle an Tuberkulose bei dieser Arbeiterklasse vorkommen,
hängt m. E. damit zusammen, daß viele Jugendliche und Heimarbeiter
mit sehr schlechten häuslichen Verhältnissen und außerdem viele
schwächliche Personen unter ihnen zu finden sind, die sowieso schon
eine größere Krankheitsanfälligkeit besitzen. Man sieht an diesem
Beispiele, von welcher Bedeutung gerade wieder das soziale Moment
für das Zustandekommen der Lungentuberkulose ist. Eine derartige
Erklärung dürfte auch für die Häufung der Tuberkulose in der Baum-
wolltextilindustrie zutreffen. Eigene Laboratoriums- und Industrie-
versuche lassen jedenfalls keine erhebliche tuberkulosefördernde
Wirkung des Baumwollstaubes erkennen. Man sieht an diesen beiden
Beispielen, wie recht der Nestor der Gewerbehygiene K. B. Lehmann hat, wenn er sagt: Weit wichtiger aber als mäßige Staubmengen sind für das Zustandekommen der Tuberkulose schlechte Ernährung, Wohnung, Konstitution und Infektionsmöglichkeit.

Besonders günstig waren unsere Ergebnisse mit dem Kalkstaub.
Die Gutartigkeit des Kalks ist wohl in der Hauptsache dadurch zu
erklären, daß er sich in den Gewebssäften löst und infolgedessen
keinen schädlichen, mechanischen Einfluß entfaltet. Außerdem befördert die Kalkinhalation die Verkalkung der tuberkulösen Herde,
die mit der Cossa-Färbung deutlich gemacht werden konnte (s.
Jötten und Arnoldi, Abb. 89, 90). Auf diese Weise werden die
Tuberkelbazillen immobilisiert.

Ich bin damit am Ende meiner Ausführungen angelangt. Ich
hoffe, Ihnen gezeigt zu haben, daß es mit dem Tierversuch, besonders
aber mit Tuberkulose-Immuntieren, möglich ist, die Gefährlichkeit
der verschiedenen Gewerbestaubarten in großen Parallelversuchs-
reihen gegeneinander auszuwerten und Ergebnisse zu erzielen, die
durchaus mit den statistischen Erhebungen, praktischen Erfahrungen
und sozialen Erwägungen in Einklang zu bringen sind.

Schließlich erbringen Sie auch auf experimentellem Wege eine
Rechtfertigung für die Einreihung der Gesteins-, Metallschleifer-,
Porzellan- und Bergarbeiter-Staublungen in die Berufskrank-
heiten der Unfallversicherung.

Literaturangabe.

Ickert: Staublunge und Staublungentuberkulose. Berlin: Julius Springer
    1928.
Jötten u. Arnoldi: Gewerbestaub und Lungentuberkulose. Berlin:
    Julius Springer 1927, Schriften a. d. Gesamtgebiet d. Gewerbehygiene.
    H. 16.

Jötten u. Kortmann: Gewerbestaub und Lungentuberkulose. 2. Mitteilung. Berlin: Julius Springer 1929, Schriften a. d. Gesamtgebiet d. Gewerbehygiene, H. 26.

Lehmann: In Handbuch der Hygiene von Rubner, Gruber, Ficker 4, 2. Abt. Leipzig: Hirtzel 1919.

— u. Engel: Der Staub in der Industrie usw. Beihefte zum Zbl. Gewerbehyg. 1, H. 2.

Sternberg: Berufskrankheiten der Lunge. Handbuch der sozialen Hygiene und Gesundheitsfürsorge von Schloßmann, Gottstein und Teleky 2. Berlin 1926.

Teleky: Bericht über die Ergebnisse der Staubuntersuchungen in England usw. Arb. u. Gesdh., Schriftenreihe zum Reichsarb.bl., H. 7. Berlin 1928.

Teleky, Lochtkemper, Rosenthal-Deußen u. Derdack: Staubgefährdung und Staubschädigungen der Metallschleifer usw. Arb. u. Gesdh., H. 9. Berlin 1928.

Die pathologische Anatomie der Staublunge.

Von Prof. Dr. med. HERM. SCHRIDDE-Dortmund.

Vortragender führt an der Hand von zahlreichen, mikroskopischen Projektionsbildern nachstehendes aus. Bei den Staublungen der Kohlenbergleute sind folgende Gruppen zu unterscheiden.

1. Die Rußlunge.

2. Die Kohlenstaublunge. Ruß- und Kohlenstaublunge kommen meist gemeinsam vor, doch gibt es ganz sicher reine Rußlungen.

3. Die Steinstaublunge, die Steinstaubkeloidose (Silikosis). Diese ist gewöhnlich vergesellschaftet mit 1. und 2. Bei Sandsteinhauern in Steinbrüchen ist die Steinstaublunge fast rein, während sie im Ruhrgebiet natürlicherweise auch reichlich Ruß und Kohlenstaub enthält.

Für die Entstehung der Steinstaublunge ist unbedingt eine Disposition des Körperbindegewebes notwendig. Die gleiche Bindegewebsdisposition führt an der Haut zur sog. Keloidbildung. Vortragender bezeichnet deshalb die Steinstauberkrankung der Lunge (wie auch gleichartige Bindegewebserkrankungen im Körper) als Keloidose und unterscheidet eine nodöse und eine diffuse Form. Unter 500 Obduktionen des letzten Jahres hat er drei Lungenkeloidosen gesehen, was ebenfalls für die Annahme der Veranlagung spricht. Nähere Ausführungen finden sich in dem Aufsatze „Die Keloidose des Menschen", Klin. Wochenschrift 1928, S. 582. Eine größere Veröffentlichung ist in Vorbereitung.

Zur Klinik der Staublunge.

Von Dr. von Döhren-Ruhrknappschaft Bochum.

Ständiger oder regelmäßiger längerer Aufenthalt in stauberfüllter Luft, wie es die Arbeit gewisser Berufe mit sich bringt, ist imstande, das Krankheitsbild der Staublunge hervorzurufen. Die Aufnahme staubartiger Beimengungen der Luft in die Lunge wird bis zu einem gewissen Grade vom Körper reaktionslos vertragen. Beweis hierfür sind die anthrakotischen Veränderungen der Lungen, die wir bei jeder Sektion von Leichen Erwachsener finden, die nie im Leben über Beschwerden seitens der Atmungsorgane geklagt, sicherlich nicht deutliche oder eindeutige Krankheitssymptome geboten haben. Ich gehe so weit, von einer gewissermaßen physiologischen Staublunge bei Menschen in staubreicher Gegend, wie sie die Industriezentren und die Großstädte darstellen, zu sprechen. Watkins-Pitchford berichtet über ausgesprochene Staublungen bei Männern, wie Farmern, Polizisten, Transportarbeitern, die niemals in einem Bergwerk oder in einem Steinbruch gearbeitet haben. Er nimmt diese Fälle als Beweis, daß die Staublunge nicht an bestimmte Industriebezirke gebunden ist.

In ihren oberen Teilen dienen die Luftwege zur Vorbereitung der eingeatmeten Luft. Hier findet die Befeuchtung, die Entstaubung und die Erwärmung statt, neben der Vermittlung von Gerüchen. Der untere Teil der Luftwege dient lediglich dem Gaswechsel. Für die Tätigkeit in Berufen, die mit Staubentwicklung verbunden sind, spielen die oberen Luftwege daher eine ganz bedeutende Rolle. Hier sind die Schutzeinrichtungen und Abwehrelemente des Körpers. die für Entfernung und Unschädlichmachung der eingeatmeten Fremdkörper, die die Staubpartikelchen ja darstellen, zu sorgen haben. Der feine Haarbesatz des Naseneinganges, die durch die Nasenmuscheln erheblich vergrößerte Oberfläche der Nasenschleimhaut mit ihrem Flimmerepithel halten einen großen Teil groben und feinen Staubes zurück. Die Reflexe für das Niesen, Räuspern, Husten werden auch hier zunächst ausgelöst und fördern einen weiteren Teil des eingeatmeten Staubes heraus. Nach Koelsch werden durch diese Einrichtungen ca. 50 % eingeatmeten Staubes von den tieferen Luftwegen abgehalten und aus dem Körper entfernt. Als eine weitere

4*

Selbstschutzeinrichtung kommt nach Koelsch die Residualluft der Lunge in Frage. M. E. kann dieser Selbstschutzeinrichtung kein größerer Wert beigemessen werden. Wenn man die Residualluft mit 2800 ccm annimmt, so wird die mit einem Atemzug in die Lunge beförderte Frischluft von 350—400 ccm zunächst erheblich verdünnt, mit jedem Atemzuge aber wird das Mischungsverhältnis ungünstiger, und bei langem Verweilen in der Staubluft, wie es ja der Beruf mit sich bringt, muß dieser Selbstschutz des Körpers in ganz kurzer Zeit versagen. Eine prompte Abwehrreaktion ist weiter in der massenhaften Ansammlung von Staubzellen, über deren Herkunft die Meinungen noch durchaus geteilt sind, zu erblicken. Sie beladen sich mit Staubteilchen und führen sie durch Lymphspalten und Lymphgefäße zu den regionären Drüsen. Aber es ist wohl ganz klar, daß jeder Selbstschutz des Körpers begrenzt ist und daß er durch dauernde und regelmäßige starke Belastung teilweise und letzten Endes ganz versagen muß. Das Resultat des Versagens muß dann eine erhebliche Schädigung der tieferen Luftwege sein. So sind seit langen Jahren schwere Lungenschädigungen bei Arbeitern in Staubberufen, bei Bergleuten, Schleifern und Steinbrucharbeitern, festgestellt.

Wenn pathologisch-anatomische Veränderungen durch Staubeinatmung zustande kommen, so bestehen diese immer in einer Bindegewebswucherung. Mehr oder weniger ausgesprochene Fibrose ist immer das pathologisch-anatomische Resultat der Staubeinatmung. Unter Staublunge verstehen wir demnach eine disseminierte Fibrose der Lunge, hervorgerufen durch langanhaltende, habituelle Einatmung von Staub, wie sie die Berufstätigkeit in bestimmten Gewerbebetrieben mit sich bringt. In den letzten Jahren sind viele Arbeiten über die verschiedenen Staubarten, wie Kalkstaub, Kohlenstaub, Eisenstaub, Mehlstaub, Tabakstaub, erschienen. Man spricht von Chalikose, Anthrakose, Siderose oder Tabakose. Aber die Forschungen der letzten Jahre haben zu einer Klärung geführt. Wir wissen heute, daß organischer Staub wohl Bronchitiden, Emphysem, Bronchiektasien, Bronchopneumonien verursachen kann, daß er aber nie imstande ist, eine Bindegewebswucherung, eine Fibrose hervorzurufen. Entsteht eine Fibrose doch bei habitueller Inhalation von organischem Staub, so kann man sicher sein, daß der organische Staub Beimengungen von anorganischen Staub enthalten hat. Ausgedehnte Versuche in allen Industrieländern — ich erwähne von den Deutschen nur Jötten und Arnoldi — haben uns die Gewißheit gebracht, daß von dem anorganischen Staub lediglich der kieselsäurehaltige imstande ist, eine Fibrose der Lungen zu erzeugen. Watkins-Pitchford, der sich um die Lösung des Staublungenproblems große Verdienste erworben hat, schreibt: „Fremdkörper jeder Art, eine bestimmte Größe vorausgesetzt, werden in die Lymphräume der Lungen aufgenommen, wenn sie in genügender Zahl eingeatmet worden sind. Mit Ausnahme von Kieselsäure und pathogenen Mikroben sind jedoch alle anderen Fremdkörper praktisch harmlos. Im Verhältnis zu ihrer Unlöslichkeit neigen sie dazu, zu wandern und sich für wechselnde Zeiten in Lymphbahnen und Lymphknoten anzusammeln. Sie geben so die Veranlassung zu vorübergehenden und relativ harmlosen Zuständen, man kann sie kaum Krankheit nennen, wie Anthrakose, Siderose usw." Wir können somit die Definition der Staublunge enger und eindeutiger umgrenzen und sagen, daß wir unter Staublunge eine Fibrose der Lunge, hervorgerufen durch habituelle Inhalation kieselsäurehaltigen Staubes verstehen. Für Pneumokoniose können wir also heute gleichbedeutend Silikose sagen.

Mit Nachdruck muß jedoch betont werden, daß bei weitem nicht in allen Fällen reichlicher regelmäßiger, langanhaltender Staubeinatmung das Bild einer Staublunge entstehen muß. Es ist zweifellos für die Entstehung einer Staublunge eine weitere wesentliche, wenn nicht gleichwertige Komponente erforderlich. Wie wäre sonst die Tatsache, daß Bergleute ungefähr gleichen Alters mit annähernd gleichlanger Beschäftigung im Staubbetrieb nicht gleichzeitig an einer Staublunge ungefähr gleichen Grades erkranken, zu erklären. Wie kommt es, daß ein Bergmann mit 20—30jähriger Gesteinsarbeit überhaupt keine Erscheinungen einer Staublunge zeigt, während ein anderer von ungefähr gleicher äußerlicher körperlicher Beschaffenheit schon nach 4—5 oder 10 Jahren schwerste Veränderungen mit schweren klinischen Erscheinungen aufweist. Es spielt also sicherlich eine andere Ursache zweifellos eine große Rolle dabei. Rippert, Hübschmann und Ickert sind auf Grund ihrer Untersuchungen wie auch die Südafrikaner, inbesondere Watkins-Pitchford, zu der Ansicht gekommen, das zur Entstehung der meisten pneumokoniotischen Veränderungen der Lunge ein infektiöser Einfluß, und zwar in erster Linie der des Tuberkelbazillus erforderlich sei. In der Tat ist die Staublunge, wenigstens die schwere Staublunge, häufig mit einer Tuberkulose vergesellschaftet, und in den schweren Fällen ist die Tuberkulose oft die endgültige Todesursache. Bei der Verbindung von Staublunge und Tuberkulose finden wir hauptsächlich die produktive zirrhotische Form mit ihrem ausgesprochen chronischen Verlauf. Die Ursache für den chronischen Verlauf der Tuberkulose erblickt man in der Blockade der Lymphbahnen durch die Staubteilchen und Staubzellen, wodurch die Ausbreitung der Tuberkulose gehindert und auf einen kleinen Bezirk beschränkt sein soll. Ich bin der Meinung, daß nicht allein dieses rein mechanische Moment zu beachten ist, sondern daß in erster Linie die immun-biologischen Verhältnisse, Schwankungen im immun-biologischen Gleichgewicht, die ausschlaggebende Rolle spielen. Ickert betont mit Recht, daß in tuberkulösen Narbengeweben, in denen doch die Lymphwege auch eine Blockade erfahren haben, sehr wohl neue tuberkulöse Infiltrationen entstehen können. Andere, wie Rößle, erblicken in der unspezifischen Entzündung, die durch den Staub unterhalten wird, ein infektionswidriges

Moment, und sie sprechen damit der Kieselsäure eine Wirkung zu, die die Vernarbung begünstigt, welche Anschauung ja, nebenbei gesagt, die Kieselsäuretherapie der Tuberkulose begründen soll, wozu hier nicht Stellung genommen werden kann. Watkins-Pitchford schreibt ungefähr folgendes über die Entstehung der Staublunge: „Zwei Faktoren sind für die Entstehung der Staublunge erforderlich. Der erste Faktor für die Entstehung der Veränderung ist der Eintritt einer übergroßen Menge kristallinischer Kieselsäure in Form von Quarz und Sandstein in die Lymphbahnen der Lunge durch die Alveolen. Die Kieselsäurepartikelchen werden von neuem Bindegewebe eingeschlossen. Aber der Prozeß der Einschließung wird gewöhnlich durch einen zweiten Faktor von überragender Bedeutung für die Pneumokoniose aufgehoben, nämlich die Tätigkeit des Tuberkelbazillus. Dieser Bazillus kann schon in der Lunge vorhanden sein, er kann beinahe gleichzeitig mit den Staubpartikelchen eintreten oder, wie es meist der Fall ist, er siedelt sich später an." Zur Begründung seiner Anschauung führt Watkins-Pitchford seine Beobachtungen von Bergleuten an, die trotz jahrelanger Staubarbeit keine Zeichen von Pneumokoniose boten. Ihre Arbeit wurde durch die Teilnahme am Kriege unterbrochen. Bei der Wiederaufnahme der Arbeit nach der Rückkehr aus dem Kriege zeigten sie das deutliche Bild einer Pneumokoniose. Er nimmt zur Erklärung dieser Tatsache an, daß ein klinisch nicht nachweisbares Latenzstadium der Pneumokoniose bestanden hat, daß dann durch die Tuberkuloseinfektion oder Reinfektion während der Teilnahme am Kriege die Pneumokoniose manifest wurde. Die Anwesenheit einer geringen Zahl von pneumokoniotisch-silikotischen Herdchen kann zur Lungentuberkulose nach ihm disponieren. Eine geringe Zahl silikotischer Herdchen ohne Tuberkuloseinfektion genügt aber nicht, eine Silikose hervorzurufen. Von einer einfachen Pneumokoniose kann man nach Watkins-Pitchford erst reden, wenn die silikotischen Herde zahlreich über große Bezirke beider Lungen verbreitet sind. Das Vorkommen einer einfachen Silikose, d. h. Silikose ohne Tuberkulose, ist zweifellos erwiesen, erkennt Watkins-Pitchford auch an. Er mißt ihr jedoch keinen Krankheitswert zu, da sie kaum ein körperliches Unbehagen, geschweige denn ernsthafte Krankheitssymptome hervorruft. Wenn Watkins-Pitchford das Vorkommen einer einfachen Silikose zugibt, so muß man doch m. E. für das Zustandekommen dieser einfachen Silikose einen anderen zweiten Faktor als die Tuberkulose annehmen, denn auch diese einfache Silikose kommt nicht bei allen Steinstaubarbeitern vor. Den Ansichten von Watkins-Pitchford und Ickert kann ich demnach nicht beistimmen. Aus den Sektionsergebnissen der letzten Monate, die in unserem westfälischen Kohlenbezirk erhoben sind, geht eindeutig hervor, daß Pneumokoniosen ohne makroskopisch und mikroskopisch nachweisbare Tuberkulose zustande kommen. Wenn man eine Bereitschaft des Bindegewebes,

auf Reize mit einer übermäßig starken Bindegewebswucherung zu
antworten, annimmt, müßten derartige Erscheinungen auch in
anderen Organen bei den Steinstaubarbeitern zu finden sein. Man
könnte dann erwarten, daß bei den zahlreichen Verletzungen der
Haut bei Bergleuten häufige Narbenkeloide entstehen müßten, was
aber bestimmt nicht der Fall ist. Auch haben die Sektionen von
Leichen mit ausgedehnten Staublungen keine nennenswerte Fibrose
der Leber und Milz ergeben. Das Problem der Entstehung der Staublunge ist also bisher nicht eindeutig geklärt. Wir können bis jetzt nur
sagen, daß außer der Staubinhalation der Unterschied im Verhalten
des Körpers gegenüber kieselsäurehaltigem Staub, individuelle Eigenschaften, eine persönliche Disposition für die Entstehung der Pneumokoniose ausschlaggebend sind. Ob diese individuelle Disposition
bedingt ist durch eine vielleicht angeborene Insuffizienz des reticulo-
endothelialen Apparates, ist bisher gleichfalls nicht einwandfrei erwiesen. Wenn einige Autoren schreiben, daß in der Vorgeschichte der
Staublungenkranken sich häufig Angaben über überstandene Lungenerkrankungen finden, so kann ich bei meinem Material diese Beobachtung nicht bestätigen. Bei 217 röntgenologisch nachgewiesenen Staublungen fanden sich nur 6%, bei denen Angaben über frühere tuberkulöse Erkrankungen zu erhalten waren.

Die für die Entstehung pneumokoniotischer Veränderungen er-
forderliche Zeit ist außerordentlich verschieden. Abgesehen von ganz
vereinzelten Fällen, in denen schon nach 3—4 Jahren schwere Veränderungen mit oder ohne Tuberkulose sichtbar werden, treten in den
ersten 5 Jahren nur sehr wenige Erkrankungen auf. Mit zunehmender
Arbeitszeit geht die Prozentzahl sprunghaft in die Höhe, wie die
folgende Zusammenstellung augenfällig macht.

Steinarbeit Jahre	Arbeiter	Staublunge %	Steinarbeit Jahre	Arbeiter	Staublunge %
1— 5	398	16 = 4,02	16—20	84	46 = 54,76
6—10	315	76 = 24,12	21—25	37	24 = 64,80
11—15	126	47 = 37,30	26—30	14	9 = 64,20

Ob das Lebensalter einen bestimmenden Einfluß hat, ist nicht zu
sagen, da die mittleren und höheren Jahrgänge eben auch längere
Steinstaubarbeit hinter sich haben.

Gesteinshauer wurden untersucht im Alter von:

21—25 Jahren	165 Fälle; davon Staublungen in	5 =	3,33 %
26—30 „	279 „ „ „	„ 23 =	8,24 %
31—35 „	164 „ „ „	„ 29 =	17,68 %
36—40 „	170 „ „ „	„ 61 =	35,88 %
41—45 „	143 „ „ „	„ 58 =	40,55 %
46—50 „	62 „ „ „	„ 36 =	58,06 %
51 u. mehr „	12 „ „ „	„ 5 =	41,66 %

Über die Beziehungen zwischen Tuberkulose und Pneumokoniose
soll an dieser Stelle nicht gesprochen werden, nur möchte ich an-

führen, daß bei 217 Staublungen 6,91 % mit Tuberkulose vergesellschaftet waren. Über die Häufigkeit der Pneumokoniose unter den Gesteinshauern im rheinisch-westfälischen Kohlengebiet sollen einige Zahlen Auskunft geben. Bei 11 427 Bergleuten aller Berufsgruppen wurden 3,12 % Pneumokoniosen gefunden, von denen 24,4 % mit Tuberkulose vergesellschaftet waren. Die pneumokoniotischen Veränderungen wurden nur bei Steinhauern, nicht bei reinen Kohlenhauern, Zimmerhauern oder Schleppern festgestellt. Unter 1000 vorm Stein arbeitenden Hauern fanden sich 217 Staublungen = 21,7 %.

Es kann hier nicht meine Aufgabe sein, die ausgedehnten Versuche und Veröffentlichungen zu erörtern, die über die einzelnen Staubarten, über die Menge der Staubteilchen in der Luft einzelner Gewerbebetriebe und über die Größenbestimmung der Staubpartikelchen und vor allem über die Gefährlichkeit der einzelnen Staubarten in allen Industrieländern angestellt worden sind. Wir wissen heute, daß Staubpartikelchen über 10 μ Größe nicht in die Alveolen eindringen können, wir wissen ferner von den Untersuchungen Böhmes, welche Mengen von Steinstaub erforderlich sind, um eine Pneumokoniose hervorzurufen. Unentschieden ist, ob die physikalische Beschaffenheit der Staubpartikelchen eine wichtige Rolle spielt. Einerseits wird dem harten, scharfkantigen Gesteinstaub eben wegen dieser äußeren Beschaffenheit die Hauptursache für das Zustandekommen der Pneumokoniose zugesprochen, andererseits sollen diese Eigenschaften nur noch ein historisches Interesse beanspruchen dürfen. Wenn auch unsere Kenntnisse, warum ein Staub die Pneumokoniose herbeiführt, ein anderer nicht, noch unvollständig sind, so wissen wir doch heute mit Sicherheit, daß organischer Staub nicht imstande ist, eine nennenswerte Pneumokoniose zu erzeugen und daß von den anorganischen Staubarten nur die kieselsäurehaltigen gefährlich und imstande sind, eine Pneumokoniose zu erzeugen. Nach Jötten und Arnoldi steht hinsichtlich der Gefährlichkeit an erster Stelle die kristallinische Kieselsäure, darauf folgen mit abnehmender Gefährlichkeit hinsichtlich der Pneumokonioseentstehung amorphe und weiche Kieselsäure, weiter Silikate, Schmirgel, Kohle und Ruß und an letzter Stelle Kalk. Über die Harmlosigkeit des Kohlenstaubes sind wohl alle Beobachter einer Ansicht. Kohlenstaub allein, das muß noch einmal mit allem Nachdruck gerade in unserem Bezirke betont werden, kann niemals eine ausgesprochene Pneumokoniose hervorrufen. Die leichten fibrösen Veränderungen, die man bei reinen Kohlenhauern bisweilen findet, sind sicherlich durch kieselsäurehaltige Beimengungen bedingt, die in der Kohle bis zu 15 % enthalten sein können.

Die eingeatmeten Staubteilchen dringen, soweit es die Größe erlaubt, in die Alveolen ein und werden von hier durch die Lymphbahnen, die die Gefäße begleiten, durch die Lymphbahnen in den Bindegewebssepten und in den subpleuralen Lymphbahnen in die

Hilus- und Bronchialdrüsen transportiert. Durch den Fremdkörper-reiz oder durch die chemische Wirkung (wir müssen diese Frage offen lassen) kommt es zu einer übermäßigen krankhaften Entwicklung des Bindegewebes. Es bilden sich Knötchen und derbe Stränge. Die Ansammlung der Knötchen wird dichter, sie konfluieren zu größeren und können schließlich zur Bildung dicker Schwielen, harter, tumor-ähnlicher Gebilde Veranlassung geben. Die Drüsen werden durch Bindegewebsbildung und durch die Staubanfüllung größer und härter. Durch die vermehrte Bindegewebsbildung wird natürlich die Atmungs oberfläche kleiner, die noch nicht eingeengten Teile des Atmungs-gewebes treten vikariierend ein und werden emphysematös. Auch die Pleura nimmt an der übermäßigen Bindegewebsentwicklung teil. Es entstehen dicke, ausgedehnte Schwarten. Der Reizzustand der pulmonalen Pleura greift auf die kostale Pleura über. Es entstehen Verwachsungen zwischen beiden Pleurablättern und zwischen dem Pleuraüberzug des Zwerchfells. Der dauernde Reizzustand in den Al-veolen, Bronchiolen und Bronchien gibt natürlich auch zu vermehrter Sekretion Veranlassung. Es entsteht das Bild der chronischen Bron-chitis. Bronchiektasien können sich bilden. Das Innere der Schwielen, der tumorähnlichen Gebilde kann der Nekrose anheimfallen. Es ent-stehen Hohlräume, kleinere oder größere Kavernen. Durch die Ne-krose können Blutgefäße anreißen; es treten Blutungen auf. Durch die übermäßig starke Bindegewebsbildung und durch die dadurch be-dingte Zunahme der Verdichtung des Lungengewebes wird auch die Strombahn des Blutes eingeengt. Das Herz muß gegen einen größeren Widerstand arbeiten. Es resultiert daraus Vermehrung der Arbeit besonders des rechten Herzens, das darauf mit einer Hypertrophie reagiert. So kann das pathologisch-anatomische Bild der reinen Pneumokoniose ein recht mannigfaltiges sein. Treten dazu noch in-fektiöse Einflüsse, wie Pneumonie und Tuberkulose, so wird das Bild noch bunter. Und diesem pathologisch-anatomischen Bild kann das klinische Bild entsprechen.

Wir wissen, daß die einzelnen Organe auf die verschiedensten Ein-flüsse mit gleichen Funktionsstörungen antworten, daß im allgemeinen die Reaktionsmöglichkeit der Organe, so auch der Lunge, zum min-desten beschränkt ist. Es ist durchaus erforderlich, jedes einzelne Symptom in seinen Beziehungen zum ungestörten Ablauf der phy-siologischen Funktionen der betreffenden Organe abzuwägen, und ein besonders auffallendes Symptom muß besonderer Bewertung ge-würdigt werden. Im Vordergrunde der subjektiven Beschwerden der Staublungenkranken stehen die Klagen über Atemnot, Husten, Schmerzen auf der Brust und im Rücken. An erster Stelle hinsicht-lich der Häufigkeit dieser einzelnen Klagen steht die Kurzatmigkeit. Sie ist zuerst gering und äußert sich kaum in der Ruhe, erst bei An-strengungen tritt sie deutlich in Erscheinung. Es ist zunächst eine reine Arbeitsdyspnoe. Bei Zunahme der Veränderungen kann sie sich so steigern, daß der Kranke nur mit Mühe sprechen kann. Die Angabe Patschkowskis, daß die Atembeschwerden meist akut einsetzen, trifft nach meiner Beobachtung nur für die schweren Fälle zu, bei denen wohl die Reservekraft des Herzens aufgebraucht ist und die Herzschwäche, ich möchte sagen, aus dem Latenzstadium heraus, offen in Erscheinung tritt. Die Entscheidung, ob die Arbeitsdyspnoe ihre Ursache in der Einschränkung der Atmungsoberfläche oder in einer latenten Herzschwäche hat, kann vielleicht durch den Kaufmannschen Versuch getroffen werden. Beobachtungen liegen darüber, soweit ich unterrichtet bin, nicht vor. Die Schmerzen in der Brust und im Rücken können durch Verwachsungen der Pleurablätter, insbesondere durch Verwachsungen mit der Pleura diaphragmatica bedingt sein, wie wir sie häufig als Folgezustand nach trockener oder exsudativer Rippenfellentzündung beobachten, nicht nur bei Steinarbeitern. Der Husten ist in keiner Weise charakteristisch, bald kann es ein dauernder Reizhusten sein, der sofort bei vertiefter Einatmung auftritt, bald kann er nur morgendlich auftreten und nach Entfernung der angesammelten Sekretmassen verschwinden. Ursache des Hustens ist aber meist ein chronischer Rachenkatarrh, wie er häufig im Industriegebiet auch bei Angehörigen anderer Berufe anzutreffen ist und geradezu Industriekatarrh genannt wird. Klagen über Auswurf sind gering. Die Auswurfmenge selbst ist klein. Der Auswurf enthält oft noch nach monatelanger Unterbrechung der Arbeit reichlich Staub, insbesondere Kohlenstaub; elastische Fasern sind bei der unkomplizierten Pneumokoniose nie vorhanden. Bei vorgeschrittenen Fällen finden sich eitrige, selten blutige Beimengungen. Wenn Zerfallserscheinungen auftreten (Gangrän, Kavernen), sind auch elastische Fasern nachweisbar.

So bieten die subjektiven Beschwerden keine Charakteristika, sie können bei manchen anderen Krankheiten, bei Angehörigen anderer Berufe auftreten, nicht nur bei Staubarbeitern. Noch weniger charakteristisch ist der klinische Befund der reinen Staublunge. Der Allgemeinzustand ist bei den Steinhauern meist ein recht guter, wenn nicht von vornherein eine konstitutionell bedingte körperliche Minderwertigkeit vorhanden war. Treten Gewichtsverluste und Abmagerung ein, so muß immer diese Erscheinung als ein Aktivierungssymptom einer Tuberkulose oder als Folge einer anderen interkurrenten Krankheit bewertet werden. Watkins-Pitchford hat bei der einfachen Pneumokoniose Neigung zur Fettleibigkeit beobachtet. Ich kann diese Beobachtung nur bestätigen, möchte sie aber nicht auf die Einwirkung der Kieselsäure zurückführen, sondern auf die Auswahl besonders kräftiger Menschen zur Steinarbeit und auch auf die bessere Ernährung und Lebenshaltung, die der höhere Verdienst erlaubt. Charakteristische Veränderungen des Brustkorbes sind bei der reinen Stauberkrankung nach meinen Erfahrungen nicht zu beobachten. In vorgeschrittenen Fällen finden sich Brustkorbveränderungen wie bei jedem Emphysematiker. Der Auskultationsbefund kann durchaus regelrecht sein; bisweilen ist er wechselnd. Das Atemgeräusch kann verschärft, holpernd, unrein, das Ausatmungsgeräusch verlängert und verschärft sein. Erst wenn Bronchitis auftritt, ist der Auskultationsbefund eindeutig, aber in keiner Weise charakteristisch für eine Pneumokoniose. Genau so verhält es sich mit dem Perkussionsbefund. Selbst bei vorgeschrittenen Pneumokoniosen findet man keine Schalldifferenzen, die man nach dem Röntgenbild wohl erwarten könnte. In manchen fortgeschrittenen Fällen kann eine leichte symmetrische Verkürzung auftreten, und zwar in den oberen Partien, wobei man sich immer des zweifelhaften Wertes solcher Befunde bewußt bleiben muß. Böhme weist auf Dämpfungsbezirke in der Axilla hin. Ich habe solche, selbst bei schweren tumorartigen Fällen nicht mit Sicherheit feststellen können. Herabgesetzte Verschieblichkeit der unteren Lungengrenzen findet sich bei leichten und mittelgradigen Fällen selten, bei schweren Fällen fast immer in mehr oder weniger starkem Grade, bisweilen unsymmetrisch. Dauerndes Kältegefühl und Akrozyanose, welche Erscheinungen Krause als pathognomonisch für Staublungenkranke ansieht, habe ich bei den Gesteinshauern in unserem Kohlenbezirk ganz selten gefunden. Dagegen finden sich diese Erscheinungen häufiger bei den Schleifern im Solinger Gebiet. M. E. können diese Symptome mit der Staublunge in keinerlei Verbindung gebracht werden. Die Stahlschleifer selbst führen diese Beschwerden auf den dauernden Luftzug, der durch die Umdrehungen des Schleifsteines bedingt ist, m. E. mit Recht zurück. So berichteten mir alte Schleifer, daß die genannten Symptome besonders da auftreten, wo die Schleifsteine sehr zahlreiche Umdrehungen haben und dadurch der Luftzug ein stärkerer ist, während an Arbeitsstellen, wo die Steine sich nur langsam drehen, die Erscheinungen nie beobachtet worden sind. Am Herzen und an den Gefäßen sind in den leichten und mittelgradigen Fällen reiner Staublunge keinerlei Veränderungen nachzuweisen, bei vorgeschrittenen Fällen ist eine leichte Verbreiterung der Herzdämpfungsfigur nach links und besonders nach rechts zu finden, die am hypoplastischen Herzen kaum nachweisbar ist. Auch wenn das Emphysem ausgesprochener wird, kann sich die Vergrößerung des Herzens dem perkussorischen Nachweis entziehen. Bisweilen findet man eine stärkere Betonung des zweiten Pulmonaltones. Differentialdiagnostisch ist dieser Befund nicht eindeutig zu verwerten, da er ja lediglich eine Stauung im kleinen Kreislauf anzeigt. Eine Tachykardie kann ebenso vorkommen wie eine Bradykardie. Beide können eine rein organisch-anatomische Ursache haben. Durch die vergrößerten Drüsen kann sowohl der Vagus wie auch der Sympathikus gereizt werden. Bei vorgeschrittenen Fällen können alle Symptome der Herzinsuffizienz vorhanden sein, die ja letzten Endes die Todesursache der reinen Pneumokoniose ist. Das Blutbild ist regelrecht, es gibt uns keinerlei diagnostische Aufschlüsse. Die Blutsenkungsgeschwindigkeit ist bei der reinen Pneumokoniose nie erhöht. Eine Erhöhung der Blutsenkungsgeschwindigkeit würde immer auf Zerfalls- und infektiöse Prozesse hindeuten. Krankhafte Urinbefunde, insbesondere Eiweißgehalt, konnten nicht gehäuft beobachtet werden. Fieber ist bei der reinen Pneumokoniose nie vorhanden. Es ist immer der Ausdruck einer hinzugekommenen Infektion. Bei dem Hinzutreten von Infektionen ändert sich sofort das Bild. Es treten dann ausgesprochene Zeichen der bestehenden Infektionskrankheit auf. Einseitige Schallverkürzungen oder Dämpfungsbezirke, Auftreten von Bronchialatmen, von Rasselgeräuschen, von Fieber, von vermehrtem Auswurf müssen immer an eine Pneumonie, Bronchopneumonie und vor allen Dingen an eine Tuberkulose denken lassen. So ist das klinische Bild der reinen Pneumokoniose außerordentlich dürftig an diagnostischen Anhaltspunkten, so daß man wohl sagen kann, daß die Diagnose aus dem klinischen Befunde allein überhaupt nicht gestellt werden kann.

Unerläßlich für die Diagnose ist selbstverständlich die Aufnahme einer genauen Vorgeschichte, die sich insbesonders mit den gewerbehygienischen Verhältnissen des Berufes zu befassen ihat Das setzt natürlich voraus, daß der Arzt mit den Berufseigentümlichkeiten der betreffenden Berufsgruppe durchaus vertraut sein muß. Mehrjährige Arbeit in Staubbetrieben ist Vorbedingung für die Annahme einer Pneumokoniose. Doch kann weder genaue Vorgeschichte und eingehender Horch- und Klopfbefund zusammen zur sicheren Diagnose führen. Diese ist allein möglich durch Hinzunahme des Röntgenbefundes, wobei dem Röntgenbefund die überragende Bedeutung zukommt. Natürlich ist auch die Beurteilung und Verwertung des Röntgenbefundes von einem nicht in ihr Geübten unzuverlässig und gefährlich, besonders für die psychische Einstellung des Untersuchten. Man kann geradezu sagen, die Diskrepanz zwischen Horch- und Klopfbefund einerseits und dem Röntgenbefund andererseits ist charakteristisch für die Pneumokoniose. Horch- und Klopfbefund als Ergebnis akustischer Untersuchungsmethoden sind in einer gewissen Breite sehr der subjektiven Bewertung unterworfen. Ihnen weit überlegen ist das Röntgenbild, nicht die Röntgendurchleuchtung. Für die Erkennung der Pneumokoniose ist daher die Röntgenaufnahme von unersetzlichem Wert. Nach der Stärke der Veränderungen im Röntgenbild unterscheiden wir drei Stadien der Pneumokoniose, die auch ziemlich der Stärke der pathologisch-anatomischen Veränderung entsprechen.

In den zum ersten Stadium gehörenden Fällen reiner Staublunge sieht man verstärkten und verbreiterten Lungenwurzelschatten, oft netz- oder wabenartig angeordnete Strangschattenbildung in den Lungenfeldern, feine Haarlinien, d. h. geradlinig verlaufende, interlobäre Pleurastränge. Die vermehrte Strangzeichnung betrifft fast symmetrisch beide Lungenfelder. Die Spitzenfelder können nach meinen Beobachtungen davon durchaus mitbetroffen sein, während andere Beobachter das Freisein der Spitzen von Schatten betonen. Zuweilen sieht man schon Emphysem in den unteren Lungenpartien. Diese vermehrte Strangzeichnung kann auch bei der Tuberkulose, insbesondere der zirrhotischen Tuberkulose vorkommen, viel seltener aber als bei der Pneumokoniose. Ausschlaggebend für die Differentialdiagnose muß der übrige klinische Befund sein, der bei der Pneumokoniose in der Regel völlig negativ ist.

Das zweite Stadium, die Pneumokoniose mittleren Grades, ist charakterisiert durch die Tüpfelung beider Lungen. Die Herdschatten von Stecknadelkopf- bis Erbsengröße sind über beide Lungenfelder mehr oder weniger gleichmäßig verteilt, insbesondere finden sie sich bei den Übergängen vom ersten zum zweiten Stadium in den mittleren Partien beider Lungenfelder. Differentialdiagnostisch kommt hier das Bild der Miliartuberkulose in Betracht. Die Differenzierung gelingt aber auf Grund des klinischen Befundes leicht, da bei der Pneumokoniose Fieber und jegliche andere objektive Krankheitssymptome fehlen.

Das dritte Stadium ist dadurch ausgezeichnet, daß es die Erscheinungen des ersten und zweiten Stadiums bietet, doch fließen die kleinen Herde stellenweise zusammen, so daß sich große und oft scharf begrenzte, sehr dichte Herdschatten zeigen, die bisweilen das Bild einer Lungengeschwulst bieten. Charakteristisch für das Bild einer Pneumokoniose ist die Bevorzugung der Lokalisation der Mittel- und Oberfelder, und hier wieder besonders die Bevorzugung der lateralen Partien, so daß die Teile neben dem Herz- und Gefäßschatten noch am meisten strahlendurchlässig sind. Die Differentialdiagnose gegen Tuberkulose ist in vielen Fällen schwierig, oft unmöglich. Auffallende Asymmetrie spricht meist für Komplikation mit Tuberkulose. Einseitige, tumorartige pneumokoniotische Veränderungen kommen ganz selten vor. Ich kenne mit einiger Sicherheit nur einen Fall.

Die charakteristischen Veränderungen im Röntgenbild für die Pneumokoniose sind zusammenfassend also folgende: Vermehrte Strangzeichnung, die wabige oder netzartige Struktur der Lungenzeichnung, die Tüpfelung der Lungenfelder, die Lokalisation der Herde symmetrisch in beiden Lungenfeldern, besonders in den Mittelfeldern mit Bevorzugung der lateralen Teile. In keinem Stadium vermißt man Zwerchfellverwachsungen. Differentialdiagnostisch kommen in Frage Tuberkulose, bösartige Tumoren, die aber meist einseitig sind, Lues, Echinococcus, die man auch meist einseitig findet; doch dürfte die Differentialdiagnose in seltenen Fällen Schwierigkeiten machen, da das übrige Krankheitsbild meist durch Beobachtungen zu klären ist (Demonstration von Diapositiven).

Irgendwelche therapeutische Maßnahmen versagen natürlich bei der Art der Krankheit vollkommen. Die Therapie kann nur in der Prophylaxe bestehen. Die Herausnahme aus der Steinarbeit kann die Veränderungen, wenn sie hochgradig sind, nicht mehr aufheben. Bei leichten und mittelgradigen Fällen ohne Tuberkulose können die Veränderungen im Röntgenbild ganz deutlich zurückgehen. Behandlung in Luftkurorten oder Heilstätten ist völlig zwecklos. Ausgesprochene Pneumokoniosen mit bronchitischen Erscheinungen, die wir in Badeorte schickten, kamen ungebessert zurück und erklärten, daß sie sich dort noch schlechter gefühlt hätten. Vielleicht war die Inhalationstherapie, der sie sich meist unterziehen mußten, für die geschädigten Lungen eine zu große Anstrengung. Neben der Vermeidung weiterer Staubarbeit kann die Therapie nur eine symptomatische sein. Wichtig ist aber vor allem Ruhe, Vermeidung körperlicher Anstrengung. Immer ist die Aufgabe der Gesteinsarbeit für den Betreffenden mit einer finanziellen Schädigung verbunden, da der Gesteinshauer der bestbezahlte Bergmann ist. Und so begegnet man häufig Schwierigkeiten bei der ärztlichen Beratung. Wir wissen, daß leichte pneumokotische Veränderungen trotz Verharrens in der Gesteinsarbeit jahrelang — ich kenne Fälle, die nach 8—9 Jahren denselben Röntgenbefund unverändert boten — in demselben Stadium bleiben, vorausgesetzt, daß keine Tuberkulose damit verbunden war oder hinzukommt. So kann man bei leichten und leicht bis mittelgradigen Fällen ohne Tuberkulose m. E. ohne Bedenken weitere Gesteinsarbeit erlauben, vorausgesetzt natürlich, daß kein krankhafter Klopf- und Horchbefund vorhanden ist, unter der Bedingung, daß häufige Röntgenkontrollen in Abständen von höchstens einem Jahr stattfinden. Bei ausgesprochen mittelgradigen Veränderungen muß auch ohne wesentlichen Horch- und Klopfbefund die Gesteinsarbeit aufgegeben werden. Auch Kohlenhauerarbeit kann m. E. nicht zugelassen werden, da die steinstaubgeschädigte Lunge nicht mehr in der Lage ist, noch massenhaft eingeatmeten Kohlenstaub ohne weitere Schädigung zu vertragen und da dem Kohlenstaub, wie ich schon erwähnte, kieselsäurehaltige Mineralien beigemengt sind. Die beste Therapie ist natürlich die Verhütung der Pneumokoniose durch Vermeidung der Staubentwicklung. Mit Staubmasken die Staubeinatmung zu verhindern, ist m. E. unmöglich. Abgesehen von der Belästigung durch die Maske sind wohl auch die Filter nicht in der Lage, gerade die kleinen gefährlichen ultravisiblen Teilchen abzuhalten. Es ist zu hoffen, daß es der Technik gelingen wird, und dazu wird wohl das Preisausschreiben für Vorrichtungen zur Unschädlichmachung des Bohrstaubes viel beitragen, Apparate zu bauen, die die Gesteinsarbeit ohne Staubentwicklung ermöglichen. Solange dies nicht möglich ist, müssen andere Maßnahmen ergriffen werden. Wir haben ein gutes Vorbild in Südafrika. Dort ist man seit Jahren mit ganz ausgezeichnetem Erfolg der Staublungenkrankheit zu Leibe gerückt. Die Aufnahme schwerer Pneumokoniosen unter die entschädigungspflichtigen Berufskrankheiten kann nicht direkt zur Bekämpfung der Staublungenkrankheit beitragen. Wir müssen vom ärztlichen Standpunkt aus fordern: Einführung eines Erlaubnisscheines für Zulassung zur Gesteinsarbeit auf begrenzte Dauer. Erteilt wird diese Zulassung nur auf Grund eingehender klinischer Untersuchung und vor allem auf Grund einer Röntgenaufnahme der Lunge. Arbeiter mit nicht einwandfreien oberen Luftwegen, mit auf Tuberkulose verdächtigem Befunde und mit hypoplastischem Herzen sind von der Gesteinsarbeit auszuschließen. Da wir wissen, daß pneumokoniotische Veränderungen der Lunge in der Regel frühestens nach 5 Jahren Gesteinsarbeit aufzutreten pflegen, muß die erste Kontrollröntgenuntersuchung nach 3—5 Jahren erfolgen, bei der wiederum die nächstfolgende Untersuchung festgesetzt wird. Da die Beurteilung der Röntgenbefunde recht verschieden sein kann, empfiehlt es sich, diese Beurteilung durch eine Stelle vornehmen zu lassen, nachdem die klinische Untersuchung und Röntgenaufnahme an verschiedenen Stellen vorgenommen sein kann. Ich glaube, daß es auf diese Weise gelingen wird, die Pneumokoniose unter den Gesteinshauern fast völlig zum Verschwinden zu bringen.

Über die Begutachtung der Gesteinstaub-
erkrankung (Silikosis).

Von Prof. Dr. V. Reichmann, Bochum
Leitender Arzt der Inneren Abteilung des Krankenhauses Bergmannsheil I.

Wie wir heute früh hörten, sollen die Stauberkrankungen schon im Altertum zu den Zeiten des Hippokrates bekannt gewesen sein und doch läßt sich sagen, daß die Gesteinstaubkrankheit, mit der sich unsere Vorträge befassen, eine Krankheit ist, die vereinzelten Ärzten wohl seit 15 Jahren, dem Gros der Ärzte aber höchstens seit 8 bis 10 Jahren bekannt ist. Es ist zwar nicht anzunehmen, daß sie vorher nicht existiert hat, doch geht wohl die allgemeine Ansicht dahin, daß sie in den letzten beiden Dezennien häufiger geworden ist. Daß wir die Krankheit nicht erkannten, liegt daran, daß unsere Röntgenapparate damals noch nicht die notwendige Vollkommenheit erfahren hatten, daß sie häufiger geworden ist daran, daß die neuzeitlichen Bohrmaschinen eine viel größere Menge Staub aufwerfen, als dies bei den früher gebräuchlichen Handwerkszeugen der Fall war. Damit stimmt auch überein, daß wir die Mehrzahl von Gesteinstaublungen im Bergwerk bei Arbeitern vor Gestein vorfinden.

Wenn man über die Begutachtung der Gesteinstaublungen, und zwar wie es das Gesetz vorschreibt, der schweren Gesteinstaublungen, etwas aussagen will, so ist es notwendig, die Gesteinstaublungen und damit überhaupt die Staublungen selbst erst richtig zu erkennen. Wenn ich aus den bisher stattgefundenen Vorträgen kurz rekapitulieren darf, so haben wir zu unterscheiden zwischen differenten Staubarten, d. h. solchen, die zu Erkrankungen im klinischen Sinne führen und zwischen indifferenten, d. h. solchen, die es nicht tun. Zu den ersteren Staubarten rechnen wir alle jene Staubarten, die einmal Kieselsäure in irgendeiner Form enthalten, dann auch Stahlschleifstaub und andere. Zu den indifferenten gehören alle Arten von organischem Staub, ferner wohl auch Kohle-, Ruß- und Kalkstaub.

Machen nun die indifferenten Staubarten keine Lungenveränderungen? Die Frage wird heute noch verschieden beantwortet. Ich möchte sie jedoch auf Grund meiner eigenen Erfahrungen bejahen und ich glaube nicht fehlzugehen in der Annahme, daß es insbesondere jene strichförmige, nach dem Hilus zu konvergierende Zeichnung in den Röntgenbildern ist, die durch sie hervorgerufen wird, also Veränderungen, wie sie häufig noch als Stadium I der Gesteinstaublunge bezeichnet werden, die ich aber keineswegs als spezifisch für die Gesteinstaublunge halten kann; sie werden m. E. hervorgerufen durch die mit dem Gesteinstaub gleichzeitig inhalierten anderen Staubarten, Kohle, Kalkstaub usw. Zum Beleg des Gesagten zeige ich Ihnen hier das Röntgenbild eines Bäckers von 55 Jahren, der wegen einer chronischen Rippenfellentzündung zu mir kam. Er zeigt in seltener Deutlichkeit fast gleichmäßig durch beide Lungen zu den Lungenwurzeln ziehende, feine strichförmige Schatten, die, wenn auch wohl nicht allein durch Mehlstaub, so doch nur von anderen indifferenten Staubarten herrühren können, da der Betreffende niemals im Bergwerk oder sonst vor Gestein tätig war. Daß indifferenter Staub, plötzlich in großer Menge eingeatmet, zu Erstickungserscheinungen führt, ist nicht etwa etwas für den Staub Charakteristisches, sondern wir beobachten solches auch bei Einatmung von mehr oder weniger differenten Gasen. Nur diese akuten, nicht unter den Begriff der Berufskrankheit, sondern eher unter den des Unfalles fallenden, massenhaften Inhalationen von indifferenten Stoffen verursachen klinische Symptome. Daran muß unter allen Umständen festgehalten werden.

Wie kommt es nun, daß dieser indifferente Staub unschädlich ist? Da müssen wir uns daran erinnern, daß der Organismus gegen Schäden, die ihn ständig treffen — und dazu gehört eine große Reihe der indifferenten Staubarten — Schutzvorrichtungen besitzt, von denen auch Herr Dr. v. Döhren heute früh gesprochen hat. Und zwar handelt es sich um zwei bezüglich ihrer Lage im Körper, ihres anatomischen Baues und ihrer Funktion verschiedengeartete Schutzapparate. Der erste reicht von der Nasenöffnung bis zu den kleinsten Verzweigungen der Bronchien. Dieses Röhrensystem ist dadurch gekennzeichnet, daß es an seinem Eingang mit Härchen, vom Kehlkopf an abwärts in außerordentlich dichter Weise mit Flimmerzellen besetzt ist. Normalerweise geht die Wellenbewegung, die über diese Flimmerhaare hinstreicht, von innen nach außen. Nur bei der Atmung sistiert sie, die Härchen richten sich dann auf und versperren so dem Staub den Eintritt in die Lunge. Es ist damit für gewöhnlich eine genügende Fürsorge für den Organismus gegen e ne Stauberkrankung gegeben. Wird dieses System aber geschädigt, was sehr häufig durch Katarrhe geschehen kann, wobei die Flimmerhärchen teilweise oder ganz verlorengehen, so tritt die zweite Schutzvorrichtung des Organismus in Kraft, die an die Lungenalveolen gebunden ist. Gelangt nämlich bis in die innersten Teile der Lungen Staub, so tritt sofort ein lebhafter Katarrh ein, d. h. eine Ausschwitzung von serös-schleimiger Flüssigkeit in die kleinen Bronchien und Lungenbläschen. Der Staub wird in sie eingepackt und nach außen befördert. Diese Fähigkeit versagt aber mehr und mehr, die Alveolen gewöhnen sich an den Reiz, die Exsudation läßt daher nach und nun folgt teils eine Aushustung der Staubteile nach außen, teils aber auch eine Resorption in das Zwischengewebe der Lungen und damit gelangt der Staub in das Lymphgefäßsystem. In unserer staubreichen Gegend dürfen wir wohl annehmen, daß dies schon mit dem 30. bis 40. Lebensjahre allgemein der Fall ist. In den Lymphdrüsen, an den Lungenwurzeln, trifft man dann meist eine stärkere Staubablagerung an, die sich makroskopisch durch Vergrößerung und Schwarzfärbung der Drüsen kennzeichnet. Aber auch in den Lungen selbst, insbesondere in der Umgebung der Lungenbläschen, sieht man häufig Staub deponiert, die, wenn es sich um Kohlenstaub handelt, schwarz umrändert erscheinen und dadurch der Lunge ein marmoriertes Aussehen verleihen. Eine Reinigung der Lungen in diesem Zustande, möchte ich noch für möglich halten, zumal dann, wenn es zu einer heftigen Entzündung kommt. Durch die dadurch bedingte, sehr gesteigerte Exsudation in die Alveolen hinein kann zweifellos auch Staub mit abgeschwemmt und so nach außen abgestoßen werden. Befinden sich in den Lungen alte Schwielen, Verwachsungen mit dem Rippenfell, so werden besonders diese mit Staub durchtränkt. Ob es sich hierbei um einen teleologischen Vorgang handelt, mag dahingestellt bleiben. Tatsache ist jedenfalls, daß man bei Autopsien häufig alte Schwielen besonders in der Lungenspitze völlig schwarz gefärbt findet.

Bei der Silikosis und überhaupt bei den differenten Staubarten liegen nun die Verhältnisse anders. Schon mikroskopisch besteht ein wesentlicher Unterschied in der Teilchengröße des Staubs und in seinem höheren spezifischen Gewicht. Die Möglichkeit, daß dieser Staub in die Lungen hineingelangt, ist eben nur dadurch gegeben, daß der Staub in größerer Menge und mit größerer Kraft aufgewirbelt wird. Für ihn bildet auch der Flimmerhaarbesatz der Luftwege keinen ausreichenden Schutz. Er wird in der Lunge abgelagert. Über die feineren Vorgänge, wie er von den kleinsten Luftröhrenverzweigungen, von den Broncheolen und Alveolen in das Zwischengewebe gelangt, wissen wir nicht Bescheid. Jedenfalls bildet sich bald um die einzelnen Staubkörnchen eine Entzündung, bei der vermutlich die chemische Beschaffenheit des Staubes eine besondere Rolle spielt. Dadurch kommt es zu Knötchenbildungen in der Lunge, die dann im Röntgenbild als eben jene kleine rundlichen Herde imponieren und die, wenn sie dichter stehen, zu flächenhaften Verschattungen führen. Dieser Prozeß wird so lange ohne irgendwelche Beschwerden ertragen, als nicht größere Teile von atmendem Lungengewebe außer Funktion gebracht werden. Das geschieht in der Weise, als die einzelnen Flecken immer näher zusammenrücken und dadurch die zwischen ihnen sich befindlichen Lungenbläschen abschließen oder ganz erdrücken. In solch hochgradigen Fällen kann es zu einem Aufbruch von Lungengewebe, vermutlich auch zu Höhlenbildungen kommen, ob ohne Mitwirkung des Tuberkelbazillus, ist allerdings fraglich. Dieses zuletzt beschrie-

bene Stadium, das sich also im Röntgenbild durch flächen-
hafte Verschattungen evtl. auch noch dazwischen belagerte
rundliche Aufhellungen (Kavernen) kundgibt, ist nun zweifellos als
schwer zu bezeichnen. Man pflegt es gewöhnlich das dritte Stadium
zu nennen, obwohl es noch nicht außer Zweifel steht, daß die geschilderte Entwicklung der Gesteinstaublunge in allen Fällen die
gleiche ist.

Was versteht nun der Gesetzgeber unter schwerer Gesteinstaublunge? Der Begriff „schwer" in Verbindung mit einer Erkrankung
bedeutet in der klinischen Medizin immer einen Zustand, wo der betreffende Kranke bettlägerig und die Prognose zum mindesten
zweifelhaft ist. Es ist nun nicht anzunehmen, daß der Gesetzgeber
einen derartigen Zustand im Auge hatte, der nur das Finale der Gesteinstaubkrankheit, d. h. wenn Komplikationen von seiten der
Zirkulationsorgane, speziell des Herzens eingetreten sind, darstellen
würde. Der Feststellung, daß ein Mann mit einem derartigen Zustand
nicht mehr arbeitsfähig ist, bedürfte der Mitwirkung besonders aus-
gebildeter Ärzte überhaupt nicht. — In wesentlich anderem Sinne
wird aber der Begriff „schwer" in der Versicherungsmedizin angewandt. So hält der Gesetzgeber z. B. einen Unfall-(Kriegs-)Verletzten
für schwer verletzt dann, wenn er mindestens um 50% in seiner Erwerbsfähigkeit beeinträchtigt ist (§ 559b d. RVO.). Eine ähnliche
Vorstellung über den Begriff schwer hat wohl auch die Ruhrknappschaft, wenn es sich um die Frage handelt, ob jemand die knapp-
schaftliche Invalidenpension erhalten soll oder nicht. Auch hier denkt
man an eine Beeinträchtigung der Erwerbsfähigkeit von 40—50%.
Man muß daher annehmen, daß der Gesetzgeber auch bei der Gesteinstaublunge an eine ähnliche erhebliche Beeinträchtigung der Erwerbsfähigkeit gedacht hat, wenn er nur die schwere Form der Gesteinstaublunge entschädigt wissen wollte. Dies schwere Stadium der
Gesteinstaublunge liegt nun vor, wenn im Röntgenbild das dritte
Stadium erkennbar ist. Es hat sich nun durch unsere Untersuchungen
ergeben, daß in jenem Augenblicke, wo die Gesteinstaublunge zu
klinischen Erscheinungen führt, sich auch bereits im Röntgenbild ein
Lungenbefund zeigt, der dem oben geschilderten schweren (dritten)
Stadium entspricht. Ja, wir waren sogar überrascht, daß selbst auch
so schwere Veränderungen nicht regelmäßig klinische Symptome
machen. In neuester Zeit werden allerdings oft schon Beschwerden
bei geringeren, ja auch bei völlig fehlenden Gesteinstaubveränderungen, auch wenn Komplikationen mit anderen Krankheiten nicht
vorliegen, vorgebracht. Man sieht, wie also auch hier schon die näm-
lichen ungünstigen Folgen der Entschädigung, ebenso wie bei allen
anderen entschädigungspflichtigen Krankheiten, sich bemerkbar
machen. Und dies gestaltet gerade hier die Begutachtung, auf die ich
nun eingehender zu sprechen komme, besonders schwierig, da wir
außer dem Röntgenbefund kein einziges spezifisches, ja über-

5*

haupt kein objektives klinisches Symptom der Gesteinstaublunge besitzen.

Es sind also diejenigen Formen der Silikose als schwer anzusehen, die deutliche und schwere Anzeichen einer Erkrankung erkennen lassen, wie starke Kurzatmigkeit, Reizerscheinungen des Brustfells, hartnäckige, sich ständig wiederholende Katarrhe und endlich Kreislaufstörungen. Diese Krankheitserscheinungen liegen gewöhnlich vor, wenn das dritte Stadium der Silikose nachzuweisen ist, und zwar in der Form, wie ich es oben beschrieben habe.

Bei der Begutachtung hat man demnach in allererster Linie festzustellen, ob deutliche Zeichen einer Erkrankung, wie Kurzatmigkeit usw. vorhanden sind. Wie oben schon erwähnt, gibt es nun tatsächlich Fälle — und sie sind nicht so selten —, wo röntgenologisch wohl eine schwere Silikose besteht, irgendwelche Beschwerden aber noch nicht vorhanden sind. Eine Erklärung hierfür ist schwer zu geben. Bei einem Teil der Fälle täuscht aber zweifellos das Röntgenbild einen schwereren Zustand vor, als er in Wirklichkeit ist. Beim Betrachten eines Röntgenbildes müssen wir uns nämlich stets vor Augen halten, daß wir nur eine Flächenaufnahme vor uns haben, d. h. daß das, was uns hier als konfluierende Schattenbilder entgegentritt, auch eine Folge der Projektion sein kann. Andererseits kommt es aber auch vor, daß Herde durch geblähte Lungenteile ausgelöscht werden, was besonders für das Unterfeld in Betracht kommt. Da dieses Auslöschphänomen immer nur bei den kleineren bis erbsengroßen Herden, wenn sie nicht dicht stehen, zustandekommen kann, so dürfte es eine wesentliche Rolle bei der Begutachtung nicht spielen. Immerhin ist seine Kenntnis notwendig. Es ist zwar größter Wert auf das Röntgenbild zu legen, aber allein ausschlaggebend ist es nicht. Das dritte Stadium muß also nicht unbedingt entschädigungspflichtig sein. Ausgeschlossen bleiben aber daher nach wie vor von der Entschädigungspflicht alle jene Fälle mit dichten Flecken beider Lungen ohne Konfluenz im Röntgenbild, die das zweite Stadium darstellen. Und darum möchte ich hier vorschlagen, dieses zweite Stadium wenigstens in den Gutachten nicht mehr als mittelschwer zu bezeichnen, da eine solche Bezeichnung zweifellos zu Mißdeutungen Anlaß gibt. — Bestehen nun im Stadium II Atemnot usw., so dürften diese Symptome meist eine andere Ursache als die Silikose haben. Daß es Grenzfälle gibt, wo die Entscheidung, ob eine schwere Silikose vorliegt oder nicht, sehr schwer, ja unmöglich werden kann, liegt auf der Hand. Es ist dies nicht weiter verwunderlich, da nicht nur bei der Silikose, sondern bei vielen Krankheiten der Übergang von einem Stadium in das nächsthöhere gewöhnlich ein fließender ist.

Wie soll sich nun der praktische Arzt, insbesondere der Knappschaftsarzt, gegenüber der schweren Gesteinstaublunge verhalten? Zunächst kann ich das, was Herr v. Döhren über die Diagnostik der

Gesteinstaublunge ausgeführt hat, nur aufs kräftigste unterstreichen. Nicht nur sind die praktischen Ärzte, sondern auch die meisten Krankenhäuser, selbst wenn sie mit den nötigen Apparaten, insbesondere Röntgenapparaten, versehen sind, zur Zeit noch nicht in der Lage, eine Gesteinstauberkrankung, besonders die schwere Form, zu erkennen und sie von anderen Erkrankungen, hauptsächlich von der Tuberkulose, zu unterscheiden. Dazu gehört eine reiche Erfahrung, wie wir sie an einigen Stellen des Industriebezirks durch Untersuchungen vieler Hunderte von Fällen erworben haben. Ich weiß wohl, daß dies überheblich klingt, aber dennoch ist es so, und jeder, der mit dieser Materie vertraut ist, wird uns darin recht geben. Es kann daher die Untersuchung der Gesteinstaublungen vorerst nur an wenigen Stellen stattfinden. —

Wie Herr v. Döhren nun ausgeführt hat, gibt es kein einziges eindeutiges, klinisches Symptom einer Gesteinstaubkrankheit, im Gegenteil hat sich immer wieder gezeigt, daß im Gegensatz zu den oft schweren Röntgenveränderungen die klinischen Symptome, selbst noch im dritten Stadium außerordentlich dürftig und uncharakteristisch sind. Gewiß wird in einigen Fällen der geübte Untersucher durch Veränderungen des Schalls und des Atmungsgeräusches den Verdacht einer Gesteinstaubkrankheit erhalten, aber niemals wird es ihm möglich sein, nur auch mit einiger Sicherheit die Diagnose einer solchen ohne Röntgenbild zu stellen. Die wichtigsten und dazu noch rein subjektiven Symptome sind nun Atemnot und Beklemmungsgefühl, die erst bei der Arbeit und dann auch in der Ruhe auftreten. Selbstverständlich wird der praktische Arzt nicht ohne weiteres jeden vor Gestein tätigen Arbeiter, der über solche klagt, was um so häufiger der Fall sein wird, je mehr unter den Arbeitern die Anerkennung der Gesteinstaubkrankheit als Berufskrankheit publik wird, dem Versicherungsamt wegen Verdacht auf Gesteinstaublunge zusenden, sondern es liegt ihm zunächst die Pflicht ob, seinen Klienten gründlich daraufhin zu untersuchen, ob nicht eine andere Erkrankung die genannten Beschwerden erklärt. Erst wenn dies nicht der Fall ist, ist der Betreffende auf eine schwere Silikose im Sinne des Gesetzes verdächtig, und nun hat der Arzt die Pflicht, diesen Fall (also nicht erst, wenn die Diagnose gesichert ist) auf einem besonderen Formular dem Versicherungsamt zu melden. Dieses veranlaßt eine weitere Untersuchung durch einen „geeigneten" Arzt, der sich nur darüber zu äußern hat, ob eine schwere Gesteinstaublunge im Sinne des Gesetzes in der Tat vorliegt oder nicht. Trifft dies zu, so ist alles weitere Sache der Berufsgenossenschaft, die zwecks Rentenfestsetzung weitere Begutachtungen veranlassen kann.

Die Frage nach dem Grade der Erwerbsverminderung ist recht schwierig, da uns hierfür so gut wie jegliche Erfahrungen bisher fehlen. Eine auch nur annähernd erschöpfende Beantwortung kann daher von mir nicht verlangt werden. Keinesfalls darf ohne weiteres in jedem

Falle von schwerer Silikose völlige Erwerbsunfähigkeit angenommen werden. Handelt es sich doch meist um Leute, die einen noch durchaus kräftigen, gut ernährten und leistungsfähigen Eindruck machen, und in unserem Ruhrgebiet, wenn sie auch keine wesentliche bergmännische Arbeit mehr verrichten, doch noch über- oder untertags beschäftigt sind, oder sonst einer Arbeit nachgehen. Es sind das also in der Hauptsache Berufsinvaliden nach § 35 des Reichsknappschaftsgesetzes. Damit verbindet sich gewöhnlich die Vorstellung einer Erwerbsverminderung von 40—50%. Nun ist aber zu bedenken, daß für die Rentenfestsetzung nicht die Erwerbsverminderung in dem jeweiligen Berufe, sondern auf dem allgemeinen Arbeitsmarkt maßgebend ist. Gewöhnlich liegen also die Dinge so, daß ein von schwerer Silikose befallener Arbeiter wohl in seiner bisherigen Beschäftigung vor Gestein nicht mehr zu gebrauchen ist, dagegen in einem anderen Berufe seinen Mitarbeitern nicht oder kaum nachsteht. Ausschlaggebend für den Grad der Erwerbsverminderung ist vor allem aber der körperliche Befund. Zu berücksichtigen ist dabei 1. das Alter, 2. der Allgemeinzustand, 3. die Funktionsfähigkeit der Lungen und 4. etwa daneben noch bestehende Erkrankungen. Die größte Bedeutung kommt natürlich der Funktionsprüfung der Lungen zu. Ihr hat eine exakte klinische Untersuchung nach den Regeln der Perkussion und Auskultation vorauszugehen. Sehr hüten muß man sich dabei vor Überschätzung grober (bronchitischer) Geräusche, die so lange bedeutungslos sind, als sie ohne Veränderungen des Atmungsgeräusches einhergehen. Sie verschwinden auch häufig auf einige Hustenstöße hin. In solchen Fällen pflegt auch die Atmung leicht und ungehindert vor sich zu gehen. Bedeutungsvoller, wenn auch seltener vorkommend, ist schon reichlicher Auswurf, besonders des Morgens. Die Patienten reden dann von Abhusten und ähnlichem. Doch sei wegen dieser und anderer Erscheinungen auf den Vortrag des Herrn v. Döhren verwiesen. Sehr wichtig für die Beurteilung der Funktionsfähigkeit der Lungen ist der Stand der unteren Lungengrenzen, ihre Verschieblichkeit und die Feststellung der Vitalkapazität. Aber dabei muß man sich bewußt sein, daß auch ihnen eine erhebliche subjektive Quote anhaftet.

Nun ist nach dem Gesetz nicht nur die schwere Gesteinstaublunge, sondern auch die Lungentuberkulose, wenn sie mit schwerer Gesteinstaublunge zusammentrifft, zu entschädigen. Die Beziehungen zwischen diesen beiden Erkrankungen sind sehr schwierig zu beurteilen. Dazu kommt, daß man verhältnismäßig häufig nicht in der Lage ist, zu sagen, ob man eine schwere Silikose oder Tuberkulose vor sich hat. Erst recht unmöglich ist daher, die Unterscheidung der silikotischen und tuberkulösen Verschattungen auf dem Röntgenbild bei einer Kombination beider Erkrankungen. Es gibt nun eine Reihe von Forschern, welche die Entstehung einer Gesteinstaub- oder überhaupt einer Staublunge ohne die Mitwirkung einer Tuberkulose nicht für möglich halten. So schreibt auch Ickert in seinem bekannten Buch, daß für ihr Zustandekommen ein infektiöser Einfluß, und zwar in erster Linie des Tuberkelbazillus eine Rolle spiele. Er gelangt weiter zu dem Schluß, daß die Kombination von Pneumokoniose und Tuberkulose ein einheitliches Krankheitsbild darstelle, weshalb dieser Forscher die Bezeichnung Staublungentuberkulose vorschlägt. Ich habe wiederholt zum Ausdruck gebracht, daß diese Bezeichnung zum mindesten sehr verfrüht ist. So fanden sich unter den etwa 400 Fällen von noch tätigen Gesteinshauern, die wir für die Sektion II bisher untersucht haben, im ganzen nur 7 auf Tuberkulose verdächtige Fälle, 5 davon hatten überhaupt keine Staublunge, ein Fall hatte ein beginnendes, ein weiterer Fall ein etwas vorgerückteres Stadium von Gesteinstaublunge. Es scheint jedoch wahrscheinlich zu sein, obwohl ich selbst eigene ausreichende Erfahrungen noch nicht habe, daß bei einer schweren Gesteinstaublunge die Tuberkulose wohl selten fehlt. Übrigens lehnt der auf diesem Gebiete besonders erfahrene Prosektor des Pathologischen Instituts in Dortmund, Prof. Schridde, einen Zusammenhang von Staublunge und Tuberkulose glatt ab. Bei kritischer Betrachtung dieser Tatsachen, ist es daher m. E. heute nur gestattet, zu sagen, daß die Tuberkulose bei vorgeschrittener Gesteinstaublunge wohl eine häufige Kombination, aber keineswegs eine conditio sine qua non für die Entstehung der Gesteinstaublunge ist. Daraus folgt, daß es auch keineswegs gestattet ist, eine Tuberkulose bei einem Gesteinshauer so einzuschätzen wie eine Gesteinstaublunge, was zur Folge hätte, daß jede Tuberkulose bei einem Gesteinshauer als Berufskrankheit aufgefaßt werden müßte. Man ist, nachdem der Gesetzgeber dies festgelegt hat, nur berechtigt, die Tuberkulose in Zusammenhang mit einer schweren Gesteinstaublunge bei Abschätzung der restierenden Erwerbsfähigkeit mit zu berücksichtigen. Findet sich also eine beginnende — also nicht schwere — Gesteinstaublunge zusammen mit einer vorgeschrittenen Lungentuberkulose, so ist nach der getroffenen gesetzlichen Regelung keine von beiden zu entschädigen. Schwieriger sind natürlich die Fälle zu beurteilen, wo die Tuberkulose sich mit jenen Fällen von Gesteinstaublunge kombiniert, die an der Grenze des zweiten zum dritten Stadium sich befinden. Da wird es häufig Ansichtssache des den Fall untersuchenden Gutachters sein, ob er hier einen Fall von „schwerer" Silikose im Sinne des Gesetzes annimmt.

Was nun die Komplikation der schweren Gesteinstaublunge mit anderen Krankheiten anbetrifft, so scheint sie nach unseren bisherigen Erfahrungen eine wesentliche Rolle nicht zu spielen. Bei den bisher von uns untersuchten, durch die Ruhrknappschaft berufsinvalid erklärten, 60 Fällen fanden sich außer der Tuberkulose keine andere Komplikationen. Die Ursache hierfür ist wohl darin zu suchen, daß sich als Gesteinshauer, die die schwerste körperliche Arbeit im Bergbau verrichten, nur solche melden, die auch völlig gesund sind. In erster Linie wird man bei einer vorliegenden Komplikation den Nachweis des Bestehens einer schweren Gesteinstaublunge, wie das Gesetz es vorschreibt, zu erbringen haben. Jedenfalls wäre es falsch, etwa folgendermaßen zu deduzieren: In vorliegendem Falle handelt es sich zwar um eine Gesteinstaublunge des ersten Stadiums. Dadurch aber, daß eine schwere Herzerkrankung hinzugetreten ist, stellt die Gesteinstaublunge eine schwere Belastung für das kranke Herz dar. Sie ist für diesen Fall also schwer und daher zu entschädigen. — An dieser Formulierung ist zweierlei zu kritisieren: Einmal entspricht das Stadium I ganz und gar nicht dem, was das Gesetz als s c h w e r e Gesteinstaublunge bezeichnen will, und 2. ist es gar nicht erwiesen, ja sogar unwahrscheinlich, daß das Stadium I der Gesteinstaublunge eine wesentliche Belastung für das kranke Herz ist. Vermag es ja nicht einmal eine nachweisbare Belastung für die Lungen selbst hervorzurufen. Denn erst im dritten Stadium — und auch da keineswegs regelmäßig — wird diese Belastung in Gestalt des Emphysems bemerkbar. Dann aber befindet sich der Betreffende bereits in einem Alter, wo sich das Emphysem auch bei Arbeitern in staubfreier Luft meldet. Jedenfalls erfolgen die meisten Berufsinvalidisierungen wegen Gesteinstaublunge nach der Statistik der Ruhrknappschaft vom Jahre 1927 und 1928 erst nach dem 45. Lebensjahre. — Treten Zeichen von Herzschwäche gar schon wenige Jahre nach Aufnahme der Gesteinshauertätigkeit ein, so ist von vornherein ein Zusammenhang schon deshalb ausgeschlossen, da in dieser Zeit eine Gesteinstaublunge sich noch gar nicht entwickelt haben kann. Werden doch die ersten r ö n t g e n o l o g i s c h e n Veränderungen nach dem vorläufigen Ergebnis unserer sich allerdings auf viele Hunderte von Fällen stützenden Untersuchungen durchschnittlich erst nach 5 bis 8 Jahren bemerkbar! — Was ich hier an dem Beispiel Gesteinstaublunge kompliziert mit einer Herzkrankheit ausgeführt habe, gilt mutatis mutandis auch für sämtliche übrigen die Gesteinstaublunge komplizierenden Erkrankungen.

Daß meine Ausführungen unvollständig sind, und zwar gerade bezüglich der Frage nach dem Grade der Erwerbsverminderung, bin ich mir voll bewußt. Es ist aber dabei zu bedenken, daß wir jetzt erst anfangen, das Wesen der Gesteinstauberkrankungen zu erfassen, daß noch viele Fragen, wie diese Vortragsreihe gezeigt hat, ungeklärt sind und uns vor allem noch keine genügende klinische Erfahrung auf diesem jungen Gebiete zur Seite steht.

Über die Pneumonokoniose der Sandstein-, Kieselkreide-, Porzellan-, Granit-, Zement- und Muschelkalkarbeiter.

Von San.-Rat Dr. Karl Kaestle, München.

Mit 8 Abbildungen.

Diesem Vortrage liegen Teilergebnisse von Massenuntersuchungen zugrunde, die vom Ministerialrat Prof. Dr. Koelsch und mir im Auftrage des Reichsgesundheitsamtes an bisher etwa 1000 Arbeitern obengenannter Gewerbebetriebe durchgeführt worden sind. Wesentlichstes vom Inhalt dieses Vortrages findet sich veröffentlicht in meinen Arbeiten zum gleichen Thema in den Fortschritten auf dem Gebiete der Röntgenstrahlen Band XXXVII Heft 3 und Band XXXVIII Heft 6.

Zenker bezeichnete als Pneumonokoniosen Lungenerkrankungen, welche durch Staubeinatmung in den verschiedenen Gewerbebetrieben hervorgerufen werden (1866). Diesem ätiologischen Begriff liegen klinisch, röntgenologisch und pathologisch-anatomisch verschiedenartige Erscheinungsformen von Krankheiten der Atemwege zugrunde.

Die in Gewerbebetrieben entstehenden Staubarten können direkt oder indirekt zum mehr oder weniger charakteristischen Veränderungen des atmenden Lungenparenchyms, der Bronchien und Lymphwege führen.

Daß die Einatmung bestimmter organischer Staubarten und Chemikalien zu allergischen Allgemeinerscheinungen und Asthma führen kann, ist bekannt. Gewisse Staubarten verursachen unter anderen Veränderungen Verfärbung der Atmungsorgane.

Inhalation bakterienhaltigen Staubes kann — neben anderem — infektiöse Lungenerkrankungen zur Folge haben.

Eine Sonderstellung in ihrer Einwirkung auf die Lungen nimmt die Mehrzahl der uns hier interessierenden Mineralstaubarten wegen ihres Quarzgehaltes ein; übrigens wirkt ähnlich dem Quarz in dieser Hinsicht die Kohlenstoffverbindung des Siliziums, SiC.

In den letzten Jahren erkannte man unter dem Einfluß besonders englischer Arbeiten — und unsere Arbeiten bestätigen diese Erkenntnis in neuartiger Weise —, daß es die physikalisch-chemische

Eigenart der freien kristallinischen Kieselsäure, des Quarzes, in ihren biologischen Auswirkungen in den Atmungsorganen ist, die zu den eigenartigen und charakteristischen fibrotischen Veränderungen nach Inhalation bestimmter Staubarten in den Lungen führen kann, nicht führen muß.

Unsere Arbeiten haben uns in einwandfreister Weise die ausschlaggebende Bedeutung der individuellen Disposition für die Entstehung jeglicher Pneumonokoniose — auch der Silikose — gezeigt.

Daß neben der chemischen Wirkung die Bedeutung der physikalischen Eigenschaften des bei der Arbeit entstehenden Staubes nicht vernachlässigt werden darf, habe ich in den angeführten Arbeiten mehrfach betont.

Zu große Staubteile gelangen nicht in tiefere Teile der Atmungsorgane, zu kleine können zum mehr oder weniger großen Teile wieder aus den Lungen exhaliert werden. Teilchen von 0,5—2 μ Durchmesser scheinen die gefährlichsten zu sein. Molekulare und kapillare Erscheinungen dieser kleinen Teilchen, ihre etwaigen elektrischen Ladungen, ihre Hydrophilie oder Hydrophobie, ihre etwaige Lyophilie, adsorptive Eigenschaften erklärt Sternberg-Wien für nicht zu vernachlässigende physikalische Eigenarten, die für die biologische Wirkung von Bedeutung sein können.

Ebensowenig wie der genauere Hergang der chemischen bzw. physikalisch chemischen Wirkung auf die menschlichen Atemwege sind die physikalischen etwa belangreichen Eigenschaften der inhalierten Staubpartikel erschöpfend geklärt. Auch hier haben erst die letzten Jahre unsere Kenntnisse maßgebend erweitert.

Daß die Form der Partikel sehr feinen Staubes nicht mehr durch gewöhnliche mikroskopische Untersuchung beurteilt werden könne, das Mikroskop bei der Größenanordnung von 1 μ und darunter nicht mehr ausreiche, daß die innere Struktur so kleiner Teile — ob kristallinisch oder nicht — nur durch die Röntgenspektroskopie gelöst werden könne, betont Sternberg.

Daß der Gehalt der Atemluft an inhalierbarem Staub für die Entstehung einer Koniose eines Disponierten neben anderem maßgebend ist, ist selbstverständlich; daß aber ältere Staubbestimmungen der Atmosphäre nicht mehr gültig sein können, erhellt aus der Tatsache, daß eben gerade die kleinen inhalierbaren Teile (0,5—1 μ) bei solchen Bestimmungen vielfach nicht erfaßt werden konnten.

Die chemische Wirkung des Staubes hängt von seiner Löslichkeit in den menschlichen Körpersäften ab. Daß die Löslichkeit — im allgemeinen cet. parib. am größten bei kleinsten Teilchen — durch die Gegenwart anderer Substanzen stark beeinflußt werden kann, ist bekannt. Ganz unlösliche Körper können keine chemischen Einwirkungen entfalten.

Nach Eindringen des Staubes in die Alveolen wird der Staub nach den Untersuchungen von Groß in Aschoffs Institut durch „primäre

Phagozytose" — von Zellen des respiratorischen Epithels — aufgenommen. Es kommt unter Umständen zu einem Desquamativprozeß in den Alveolen, die luftleer werden; es entstehen lobuläre und sublobuläre Verdichtungsherde. An der — besonders bei reichlicher Staubinhalation offenbar quarzhaltigen Staubes — folgenden „sekundären Phagozytose" sind — auch nach den Untersuchungen von Jötten und Arnoldi — neben epithelialen auch mesenchymale Zellen verschiedener Art beteiligt: Histiozyten, polymorphkernige Leukozyten, große Lymphozyten, Riesenzellen.

Nach Arnolds grundlegenden Untersuchungen und Tendeloos Theorie können Staubteilchen aber auch zwischen den Alveolarzellen hindurch inspiratorisch eingezogen werden. In den Lymphräumen der Lungen findet man nach Staubinhalation sowohl freie als auch in Zellen eingeschlossene Staubteilchen.

Für die weitere Entwicklung der Vorgänge und Veränderungen in den Atmungsorganen — natürlich auch den Bronchien und Lymphwegen um sie — ist die Eigenart der biologischen Wirkung des Staubes maßgebend.

Daß nur ein Bruchteil des Staubes der Inspirationsluft in tiefere Atemwege kommt, daß ein mehr oder weniger großer Bruchteil in den oberen Luftwegen zurückgehalten oder wieder entfernt wird, ist bekannt.

Durch jegliche Staubinhalation direkt oder indirekt hervorgerufene Endo- und Perialveolitis, Endo-Peribronchitis nodosa und Perivaskulitis verändert die Dichte und Funktion der Atmungsorgane.

Diese Veränderungen und ihre Art sind für die Diagnostik, auch die Röntgendiagnostik, — wie später zu zeigen sein wird — von ausschlaggebender Bedeutung.

Die eigentliche Lungenfibrose nach Staubinhalation — von Schridde als Keloidose bezeichnet — ist durch den Gehalt des inhalierten Staubes an Quarz bedingt und verursacht.

Daß die Erklärung der Vorgänge bei Entstehung knötchenstrangförmiger und knotiger Lungenfibrose in der Literatur nicht einheitlich, nicht vollständig geklärt ist, habe ich in der zweiten meiner früheren Arbeiten betont.

Die Fibrose kann über mehr oder weniger weitgehende Gewebsnekrose zustande kommen.

Auf pathologisch-anatomische Einzelheiten kann und soll hier nicht eingegangen werden. Allen Auffassungen gemeinsam ist die Erkenntnis vielfach hartnäckigen Verbleibens inhalierten Quarzes in den Atmungsorganen unter Bildung zunächst kleinknotiger und strangförmiger Verdichtungen, später unter Entstehung massiver Knoten, derber Schwielen im Lungenparenchym und dem Lymphsystem der Lungen, den Drüsen der Lungenwurzeln mit den Folgen dieser Vorgänge in und an den Brustorganen.

Staub- und Reaktionsprodukte erscheinen in den Lungen nicht in gleichmäßig kontinuierlicher Verteilung, sondern in knotiger und strangförmiger Anordnung.

Daß die Quarzteilchen, die in die Lungenperipherie gelangen, vielfach an Ort und Stelle liegenbleiben, dort zur Bildung von „Pseudotuberkeln" führen, ist bekannt und in meiner zweiten zitierten Arbeit durch eindeutige Röntgenbefunde belegt worden. Die Quarzteilchen haben — wie Mavrogordato sagte — einen Zug zur Pleura, eine Eigenart, die manche unserer Befunde erklärt, durch diese illustriert wird.

Die individuelle Disposition für Pneumonokoniose scheint uns — mit Krause und Loben — bedingt zu sein durch individuelle Schwäche des retikuloendothelialen Systems, eine Insuffizienz in der Elimination, dem Abtransport schädlichen Staubes.

Wir müssen auf Grund unserer Untersuchungen die Auffassung von Ribbert, Hübschmann, Mavrogordato, Watkins-Pitchford und anderen ablehnen, als bestehe die Disposition für die Lungenkoniose — insbesondere die Silikose — immer in einer bestehenden oder während der Staubarbeit auftretenden tuberkulösen Infektion.

Es ist nach den Ergebnissen unserer eigenen Untersuchungen und in der Literatur niedergelegten Befunden zweifellos, daß es Pneumonokoniosen — auch Silikosen — ohne jede Mitwirkung des Tuberkelbazillus oder anderer Krankheitserreger gibt, auch höchstgradige Fibrosen mit ischämischen Nekrosen. Tatsache freilich ist, daß Tuberkulose eine häufige Komplikation hochgradiger Silikosen — besonders der malignen Silikose bei hohem Quarzgehalt des inhalierten Mineralstaubes — ist, am Anfang oder Ende der Silikose stehen kann.

Legge findet die Erklärung für erhöhte Morbidität und Mortalität der Arbeiter mit Silikatlunge an Tuberkulose in einer Schwächung der Immunitätsverhältnisse des Individuums durch den Silikatstaub; Krause und Loben in mechanischen Veränderungen in den Lungen durch Verlegung der Lymphbahnen und Drüsen, Beeinträchtigung der Atmung und Zirkulation.

Im Gegensatze zum Quarz mit der malignen Fibrose als mögliche Folge seiner Inhalation sind die Silikate, die festen Bindungen der Kieselsäure, anscheinend von geringerer pathogenetischer Bedeutung ebenso wie die Mineralstaubpulver, in denen Quarz mit harmlosen anderen Bestandsmineralien gemischt und verdünnt ist, harmlos vielleicht über den Grad dieser Verdünnung hinaus.

Bestimmte physikalische Eigenschaften von Mineralstaubteilchen, denen man früher irrigerweise hohe pathogenetische Bedeutung beigemessen hatte, wie Schärfe und Härte, sind — bei geringem oder fehlendem Gehalt an kristallinischer Kieselsäure — wenig oder nicht gesundheitschädigend.

Daß Sandsteinstaub mit hohem Quarzgehalt auch bei Naßarbeit nicht harmlos ist, zu malignen Pneumonokoniosen führen kann, habe ich in Heft 6, Band XXXVIII der Fortschritte auf dem Gebiete der Röntgenstrahlen betont; diese Erkenntnis ist ebenfalls ein neues Ergebnis unserer Untersuchungen.

Inhalation quarzfreien Mineralstaubes führt — wenn überhaupt — zu vergleichsweise im allgemeinen harmlosen Veränderungen der Atmungsorgane, nicht zu den malignen Fibrosen inhalierten Quarzes mit den Folgen dieser Inhalation.

Abtransport, Elimination oder Deposition in den Atmungsorganen sind verschieden bei verschiedenen Staubarten, individuell verschieden bei verschiedenen Menschen.

Unsere Untersuchungen betrafen in der Hauptsache vollerwerbsfähige Arbeiter und Arbeiterinnen, die aus den Betrieben zur Untersuchung in den Arbeitsstätten möglichst nahegelegene Krankenhäuser kamen.

Nur wenige der Untersuchten wurden uns von Ärzten als krank zur Untersuchung überwiesen, kamen als Krankenhausinsassen oder in Sanatorien zur Vorstellung.

Es sollte versucht werden durch wahllose Untersuchung erwerbsfähiger Arbeiter Erklärungen zu finden für die statistisch erwiesene hohe Morbidität und Mortalität bestimmter Kategorien von Staubarbeitern an Lungenkrankheiten.

Eingehender Anamnesenaufnahme folgte eine möglichst erschöpfende klinische Untersuchung.

Ihrer überragenden Bedeutung für die Lösung unserer Aufgabe entsprechend wurde der sachgemäßen Anwendung der Röntgenmethode — als Durchleuchtung und Röntgenographie — besonderer Wert beigemessen.

Eine wissenschaftliche oder praktisch diagnostische Untersuchung der Atmungsorgane kann heute ohne sachgemäße Anwendung der Röntgenmethode nicht mehr als vollständig anerkannt werden.

Diese Feststellung soll nicht zu Mißverständnissen führen; der Besitz neuer wertvoller Untersuchungsmethoden darf nicht zur Vernachlässigung oder Unterlassung älterer mehr oder weniger bewährter führen. Wir streben nicht eine Beschränkung, sondern eine Erweiterung unseres diagnostischen Könnens an.

Daß der Röntgenmethode für unsere Erkenntnis der Pneumonokoniosen eine besondere Bedeutung von unersetzlichem Wert zukommt, ist bekannt. Diese Erkenntnis drängt sich jedem Untersucher immer wieder aufs neue auf. Sachgemäße Durchleuchtung und Röntgenographie ergänzen sich; kein Teil ist zu vernachlässigen.

Die moderne Technik der Röntgenographie in Form scharfer, kontrastreicher, kurzzeitiger Fernaufnahmen hat unsere diagnostischen Möglichkeiten gegenüber der früheren röntgenographischen Technik wesentlich verbessert und vervollkommnet. Wenn immer möglich ist diese moderne Technik bei Untersuchung Lungenkranker durchzuführen.

Um möglichst scharfe, kontrastreiche und verzerrungsfreie Röntgenogramme von Lungenveränderungen zu erhalten, müssen folgende physikalisch-technische Aufnahmebedingungen eingehalten werden:

1. Die geeigneten bildzeichnenden Röntgenstrahlen sollen von einem — nach Maßgabe der Verhältnisse — möglichst kleinen Brennpunkt ausgehen.

2. Die Entfernung von Röhre und zu röntgenographierendem Gegenstand soll möglichst groß sein.

3. Das aufzunehmende Objekt soll dem Film möglichst nahe anliegen.

Neuerdings werden von Groedel „Ferndistanzaufnahmen" empfohlen, die — mit der Ausschaltung filmnaher Sekundärstrahlung — weitere Verbesserung der Bildqualitäten ergeben sollen.

Die Röntgenogramme der Brustorgane sind im Atemstillstand, in möglichst kleinen Sekundenbruchteilen bei etwa 1,5—2 m Röhrenabstand vom Film aufzunehmen.

Diese Technik läßt unseren Blick — abgesehen von ihren anderen Vorteilen — in größere Lungentiefen eindringen. Dinge, die früher entgehen mußten, werden heute scharf und deutlich darstellbar. Stereoskopaufnahmen sind bei Durchführung von Massenuntersuchungen unmöglich, wenigstens derzeit für uns in Deutschland. Der diagnostische Wert solcher Aufnahmen ist zudem geringer als der didaktische.

Daß auch die moderne Röntgentechnik noch ein individuell wechselndes Ausmaß von Dichteveränderungen zur Darstellbarkeit voraussetzt, ist selbstverständlich.

Röntgenbilder sind Bilder von Absorptionsunterschieden der Röntgenstrahlen in Körpern, bedingt durch deren atomare Zusammensetzung, bei Organen im menschlichen Körper durch Verschiedenheit von deren Dichte und Dicke.

Krankheitsprozesse in den Atmungsorganen verändern — wie oben betont wurde — deren Dichte, differenzieren die Strahlenabsorption und werden so darstellbar.

Die Kenntnis der anatomischen, physiologischen und pathologischen Verhältnisse in den Atmungsorganen bei den verschiedenen Lungenkrankheiten, das Wissen von der Eigenart der Röntgenbilder als Zentralprojektionen räumlicher Gebilde in eine Ebene macht uns die diagnostische Eigenart, die Überlegenheit, andererseits auch die Grenzen röntgendiagnostischer Möglichkeiten verständlich.

Röntgenstrahlen ermöglichen uns den Tiefeneinblick über die Grenzen der Oberflächeninspektion, Palpation und Perkussion hinaus.

Die Auskultation als eine Methode des Gehörsinns ist durch den Röntgenbefund nicht zu ersetzen. Beide Methoden ergänzen sich; jede findet ihre Grenzen in ihrem Wesen, ihrer Eigenart.

Wenn wir mit einer Methode, die uns — wie die Röntgenmethode — nur Hell-Dunkelunterschiede aufdeckt, an die Untersuchung von

Lungenleiden herangehen, wissen wir, daß wir nur solche Bilder als von spezifischer Eigenart — als diagnostisch gegeneinander abgrenzbar — erkennen können, deren pathologisch-anatomische Erscheinungsform nach Sitz und Beschaffenheit der Herde eine Trennung ermöglicht. Dies, nicht mehr und nicht weniger, leistet die Röntgenmethode.

So können wir z. B. tuberkulöse und pneumonokoniotische Veränderungen in den Lungen nur so weit voneinander unterscheiden, als die pathologisch-anatomischen Veränderungen, röntgenologisch gesprochen die Dichteveränderungen, an Eigenart, Erscheinungsform und Lokalisation voneinander verschieden, jeweils charakteristisch sind.

Diese Verschiedenheiten können bestehen und uns Röntgendiagnosen ermöglichen.

Nicht selten fehlen sie oder gehen im weiteren Verlaufe des pathologischen Geschehens verloren und damit die Möglichkeit röntgendiagnostischer Differenzierung.

Die gegebene kurze Schilderung der pathologischen Anatomie von Pneumonokoniosen war deshalb nötig; ich verweise auf sie.

Zur Vermeidung späterer Wiederholungen will ich die Haupttypen röntgenologischer Erscheinungsformen der uns hier interessierenden Pneumonokoniosen bei Disponierten zusammenfassend kurz schildern. Diesen Beschreibungen liegen Pneumonokoniosen nach Porzellanstaubinhalation — also von Staub mit gewissem Quarzgehalt — zugrunde.

Den pathologisch-anatomischen Veränderungen der zerstreutherdigen Endoperialveolitis nodosa und der Endoperibronchitis nodosa mit Infiltration peripherer Drüsen entspricht im Röntgenbild die von uns als erste aufgefaßte Erscheinungsform, gekennzeichnet durch mehr oder weniger zahlreiche, mehr oder weniger schattentiefe und scharfbegrenzte disseminierte Herdchen bei verdichteter Strangzeichnung zum zunächst noch wenig oder nicht verändertem Lungenhilus. Die fleckigen Herdchen können sich an Größe ziemlich ähneln, aber auch verschieden groß sein. Ihre Schattentiefe wechselt nach Art und Menge zur Wirkung gekommenen Staubes und individueller biologischer Reaktion. Es besteht im allgemeinen eine bevorzugte Lokalisation der Veränderungen uns hier interessierender Koniosen in lateralen Teilen mittlerer Lungenetagen oder infraklavikular lateral bei mehr oder weniger deutlichem Freisein der Spitzen und unterster Lungenteile.

Die in der Literatur gemachten Angaben verschiedener Autoren, als seien die ersten Erscheinungen bei Silikosen lediglich die uncharakteristischen Strangverdichtungen zum Hilus bei mehr oder weniger vergrößerter Hiluszeichnung, halte ich auf Grund meiner Röntgenbefunde für falsch. Die feinfleckigen Verdichtungen wurden früher — wahrscheinlich infolge anderer Röntgentechnik — übersehen.

Als **zweite Form** beobachtete und beschrieb ich mehr oder weniger große und dichte Herde, Konglomeratschatten, verschieden scharfer Begrenzung neben den unter I geschilderten Veränderungen. Diese Herdschatten zeigen vielfach wiederum typische Lokalisation. Sie liegen meist in seitlichen Lungenteilen mittlerer Lungenetagen und infraklavikular, mehr oder weniger nahe an den Hilus heranreichend, mit dem sie durch verdichtete Stränge in Verbindung stehen können. Man hat die Anordnung dieser Schatten zum Mittelschatten mit der von Schmetterlingsflügeln zum Körper verglichen. Diese grobknotigen Konglomeratschatten können symmetrisch, doppelseitig, aber auch asymmetrisch in verschiedenen Teilen der Lungenfelder — auch einseitig — auftreten. Bei dieser Form findet man auch die Hiluszeichnung meist deutlich vergrößert und verdichtet bei mehr oder weniger scharfer seitlicher Schattenbegrenzung. Pleuraveränderungen, die sich in Form von Strängen und Verwachsungen schon bei der Form I verraten können, sind als trockene Pleuritiden bei Form II in ihren verschiedenen Äußerungen häufiger.

Als **dritte Form** einer gewöhnlichen — nicht bakteriell infizierten — Koniose bzw. Silikose eines Disponierten erkannten wir massive, im sagittalen Röntgenbilde großflächige, weiteste Teile der Lungenfelder einnehmende Schatten. Sie erscheinen häufig in sich inhomogen. Die Schärfe der Begrenzung der Schatten ist wechselnd, nicht selten scharf. Auch hier besteht die oben beschriebene bevorzugte Lokalisation der Schatten. Neben diesen Konglomeratschatten werden in den noch freien Lungenteilen die Formen I und manchmal auch II erkannt. Vergrößerung und Verschattung der Hiluszeichnung und zentraler Lungenteile ist bei dieser Form beträchtlich. Wir finden hier den röntgenologischen Bildausdruck aller oben geschilderten pathologisch-anatomischen Veränderungen direkter und indirekter Koniosewirkungen auf Atmungs- und Zirkulationsorgane, deren eingehende Schilderung zu weit führen würde. Es sei nur daran erinnert, daß hier der Bildausdruck von Konglomeratknoten, intrapulmonalen und pleuritischen Schwielen, Bronchiektasen evtl. Kavernen, Stauungszuständen in den Lungen, Vergrößerungen und Verlagerungen des Herzens, Veränderungen der Gefäße u. dgl. mehr gefunden wird.

Die Arbeiter mit unserer **Form III** der Pneumonokoniose waren uns von Ärzten mehr oder weniger schwer krank überwiesen worden. Sie waren arbeitsunfähig im Gegensatz zu allen anderen von uns Untersuchten, kamen aus häuslicher Pflege und Krankenhäusern oder wurden uns in Sanatorien vorgeführt.

Die Formeinteilung will nicht in dem Sinne verstanden sein, als müßte regelmäßig Form II aus I, Form III aus II entstehen.

Wie in der Entstehung spielt auch in der Weiterentwicklung der Koniose die persönliche Koniosedisposition, das Eintreten oder Fehlen bakterieller Infektionen eine Rolle.

Daß man bestimmte Silikosen und Tuberkulosen früher zu weitgehend identifiziert hatte, muß nach unseren Untersuchungen betont werden.

Am wichtigsten ist bzw. wäre wohl die differentiell-diagnostische Abgrenzung der Pneumonokoniosen gegenüber der Tuberkulose.

Daß wir diese Differenzierungsversuche nicht auf den Röntgenbefund beschränken wollen und vielfach auch nicht können, sei betont.

Die beschriebene eigenartige Lokalisation der pneumonokoniotischen Veränderungen, ihre Vielgestaltigkeit bei vielfach geringer Spitzentrübung, die Art ihrer Verteilung über die Lungen, das Aussehen, der — gemischten — Herde, der Thoraxbau und die nicht asthenische Herzfigur des nicht Tuberkulösen führen schon rein röntgenologisch den diagnostischen Verdacht auf die rechte Spur; begründen die Diagnose auf Pneumonokoniose schon vielfach mit einer an Sicherheit grenzenden Wahrscheinlichkeit.

Die multipel kleinfleckig disseminierte Pneumonokoniose besonders unterscheidet sich durch die Lokalisation der Flecke infraklavikular lateral und durch ihre vielfach bei der Silikose größeren Schattentiefe von den mehr gleichmäßig über die Lungen verteilten Herde der hämatogen disseminierten Miliartuberkulose, bei der die Herde von den Lungenspitzen abwärts an Größe abnehmen.

Die kleinfleckige Koniosedissemination zeigt diese gesetzmäßigen Größenunterschiede der Schattenflecke nicht.

Die Eigenart der Schattentiefe, der Lokalisation und Herdgröße ermöglicht vielfach auch differentiell-diagnostische Unterscheidungen zwischen Koniose und den subakuten und chronischen hämatogenen, lymphogenen oder bronchogenen miliaren oder submiliaren Tuberkuloseherden; freilich nicht immer.

Lokalisation größerer pneumonokoniotischer Herde infraklavikular einseitig oder doppelseitig und in der Basis der Spitzen erschwert die Differenzierung gegenüber der Tuberkulose beträchtlich; macht sie rein röntgenologisch unter Umständen unmöglich, wenn nicht disseminierte Herde und etwa bestimmte Hilusveränderungen der Diagnose den rechten Weg weisen.

Daß übrigens neben anderen auch Spitzenlokalisationen nicht auf Tuberkulose zurückzuführen sein müssen, haben unsere Beobachtungen immer wieder ergeben.

Stärkere Spitzenveränderungen freilich fehlen meist bei unkomplizierten Formen der Spitzenpneumonokoniose. Massive reine Oberfeldschatten mit Strangverdichtungen zum Hilus bei geringen oder fehlenden sonstigen Lungenveränderungen sprechen rein röntgenologisch für Tuberkulose.

Infraklavikulare Lokalisation der Herde bei sonst intakten Lungenfeldern — ein bei Pneumonokoniose seltenes Vorkommnis — läßt an Tuberkulose denken. Der typische sog. Superinfekt, etwa infraklavikular oder anderweitig lokalisiert, als Ausgangsort progredienter

Lungentuberkulose, ist mir übrigens im Verlaufe der röntgenologischen
Pneumonokonioseuntersuchungen als eindeutig tuberkulöses Produkt
nicht begegnet.

Je weiter die Lungenveränderungen vorgeschritten sind, je ver-
schatteter die Lungenfelder im Röntgenbilde werden, um so schwieriger werden ätiologische Differenzierungen der Einzelherde, d. h.
ob Tuberkulose oder Silikose oder beides vorliegt. Sie kann röntgenologisch ebenso unmöglich werden wie klinisch, trotz aller Hilfsmethoden.

Hier müssen alle diagnostischen Möglichkeiten zur Fallklärung
erschöpft werden.

Der Allgemeinzustand gibt nicht selten Anhalte:

Der muskelkräftige, wohlgenährte, zyanotische asthmatische
Arbeiter mit großem Herzen, gutem Appetit ohne typische Nachtschweiße gegenüber dem asthenischen, blassen, blutarmen, appetit-
losen, nachts schwitzenden Phthisiker mit dem dünnen schmalen
Herzen u. dgl. mehr.

Daß diese Trennung aber nicht regelmäßig durchzuführen ist, sei
betont.

Nach Aussetzen der Staubarbeit fortschreitende oder auftretende
Sklerosen können auf mikrobische Infektion mit Tuberkulose zurückzuführen sein. Ein Beweis für komplizierende Tuberkulose aber ist
in einem Fortschreiten der Sklerose — selbst mit Zerfall — nicht unbedingt zu sehen: Inhalierter Staub kann für eine Weile nach Aussetzen von Neuinhalation weiterwirken.

Zur Differenzierung von Koniose und Tuberkulose, zum Nachweis
des Nebeneinandervorkommens von Koniose und Tuberkulose sind
Komplement-Bindungsreaktionen (Wassermann, Besredka) herangezogen worden, bisher anscheinend mit nicht eindeutigem Erfolg.

Die Tuberkulinprobe wird zur Klärung der Frage mit Vorsicht
anzuwenden sein, die Probe von Matéfy mit Kritik.

Die Verwertung der Senkungsgeschwindigkeit der Blutkörperchen
hat bisher zur Klärung der uns hier beschäftigenden Frage keine in
jeder Hinsicht eindeutigen Ergebnisse geliefert.

Gerade bei gutartigen — zirrhotischen — Tuberkulosen und
schweren Fibrosen lassen die obengenannten bakteriologischen — der
negative Bazillennachweis —, serologischen und hämatologischen
Methoden nicht selten im Stiche.

Immer wieder muß auf den hohen diagnostischen Wert der sach-
kundig durchgeführten Röntgenmethode und die kritische Deutung
von deren Ergebnissen als Spitzenmethode der — übrigens nicht zu
vernachlässigenden — anderen Untersuchungsmethoden hingewiesen
werden.

Auch der Auskultation gegenüber bleiben Konioselungen vielfach
„lautlos", verraten sich kaum durch Rasseln oder Veränderung des
Atmungsgeräusches.

In krassem Widerspruch zu den negativen Ergebnissen klinischer Untersuchungsmethoden stehen die oft überraschend weitgehenden Veränderungen im Röntgenbilde; manchmal selbst im Gegensatz zu dem subjektiven Gesundheitsgefühl. Nicht selten freilich deckt bei hochgradigen subjektiven Beschwerden der Silikotiker erst die Röntgenmethode schwere Veränderungen der Lungen auf, im Gegensatz zu selbst dann noch vielfach auffallend geringen klinischen Untersuchungsergebnissen.

Verglichen mit den Untersuchungsergebnissen der Röntgenmethode bleibt die klinische Ausbeute vielfach ergebnisarm.

Bei ambulant nicht zu klärenden Krankheitsfällen muß Untersuchung unter klinischer Beobachtung in Fürsorgestellen, Krankenhäusern oder Sanatorien angestrebt werden.

Tuberkulöse Kranke müssen bei der statistisch einwandfrei festgestellten hohen Gefährdung der Silikotiker durch tuberkulöse Infektion nach Möglichkeit aus den Betrieben bis zur Bazillenfreiheit der Kranken oder dauernd entfernt werden.

Differentiell-diagnostisch ist — außer an Tuberkulose — an andere Lungenleiden ähnlicher röntgenologischer Erscheinungsform zu denken, unter Umständen an Tumoren, Lues, Aktinomykose, Abszesse, Gangränherde, Atelektasen, Stauungszustände, bronchopneumonische Herde verschiedener Herkunft.

An diese Möglichkeiten denken, heißt — unter Heranziehung aller diagnostischer Behelfe — die Schwierigkeiten manchmal schon rein röntgenologisch lösen.

Daß die Entwicklung einer Pneumonokoniose, hier im allgemeinen einer „Silikose", auch bei vorhandener individueller Disposition meist viele Jahre der Inhalation krankmachenden Staubes braucht, habe ich in meinen angezogenen Arbeiten betont.

Daß man von individueller Koniosedisposition erst sprechen darf nach Ausschluß aller anderen Möglichkeiten, die eine unterschiedliche Veränderung der Lungen bei verschiedenen Arbeitern derselben Arbeitsstelle erklären können, ist selbstverständlich.

Auf die klinischen Erscheinungen und subjektiven Beschwerden der Koniotiker — mit oder ohne Komplikation der Koniosen — soll und kann hier des näheren und im einzelnen nicht eingegangen werden.

In den kasuistischen Mitteilungen im Bildanhange dieser Arbeit als Beleg meiner Ausführungen wird kurz auch auf subjektive Beschwerden und klinische Befunde eingegangen werden. Im übrigen muß ich auch hier auf meine früheren Arbeiten zum Thema verweisen.

Außerordentliches Interesse boten die von Ministerialrat Prof. Dr. K o e l s c h und mir untersuchten

„S a n d s t e i n a r b e i t e r".

Von diesen entstammten 40 dem Buntsandsteingebiet am Untermain (Miltenberg), 133 dem Weißsandsteingebiet am mittleren Main (Haßfurt).

Die konstitutionellen und allgemeinen Lebensverhältnisse waren gut. Über 10 Jahre berufstätig waren 157 = 90,81%.

<pre>
20—30 Jahre alt waren 8,72%
30—40   „   „   „   20,93%
40—50   „   „   „   48,26%
50—60   „   „   „   21,51%
60—70   „   „   „   0,58%
</pre>

Höhere Lebensalter waren also zahlreich vertreten. Nach Auskunft des mineralogischen Laboratoriums der Technischen Hochschule in München hat der bearbeitete Sandstein folgende Eigenart: „Roter und weißer Mainsandstein von Miltenberg bzw. Eltman: SiO_2 krist. ca. 80%, Al_2O_3 ca. 10%; er besteht aus feinen Quarzkörnern, die durch ein tonig-quarziges Bindemittel, das gelegentlich Glimmerschüppchen führt, gut verkittet sind."

Die Arbeit wird meist ganzjährig durchgeführt. Die Gewinnung größerer Steinbänke erfolgt durch Unterhöhlung der Felswand. Die abgestürzten Massen werden durch Eintreiben von Keilen in entsprechende Arbeitsstücke zerkleinert. Die Feinbearbeitung findet meist in Hütten statt, die nach der Wetterseite geschlossen, sonst offen sind. Der Stein ist nicht allzu hart, seine Bearbeitung erfordert keinen großen Kraftaufwand.

Die Staubbildung ist trotz häufiger Naßarbeit groß. Die Menge und Feinheit des Staubes wechselt nach Aufschlagfläche des Werkzeuges und Kraft des Hiebes. Die Körperhaltung ist dabei vielfach ungünstig: Körperhaltung, Art und Tiefe der Atmung sind — neben anderem — maßgebend für die inhalierte Staubmenge und wohl auch für die Lokalisation des inhalierten Staubes.

Auf Anamnese, allgemeinen und klinischen Lungenbefund der Untersuchten kann im einzelnen hier nicht eingegangen werden.

Im allgemeinen waren Ernährungs- und Kräftezustand bei der Mehrzahl der Untersuchten gut. Bei einem kleinen Teile fanden sich reduzierter Ernährungszustand, mangelhafte Muskulatur, Blässe, Skelettdeformationen und asthenischer Habitus.

Von früheren Erkrankungen wurden Rheuma, Grippe, Pleuritis, vereinzelt Herz- und Magenleiden, Unfall und Kriegsverletzungen angegeben. Eine Anzahl von Arbeitern hatte früher Pneumonien, meist mit Pleuritis, durchgemacht, gaben an, an „Lungen- und Lungenspitzenkatarrhen" gelitten zu haben; ein Teil war früher kürzer oder länger in Heilstätten untergebracht.

Aus der Familienanamnese erhielten wir vielfach Angaben von stattgehabter „Steinhauerkrankheit" oder „Lungentuberkulose" von Vorfahren oder Geschwistern.

Bei 25 von den 40 Untersuchten aus Miltenberg wurde ein positiver röntgenologischer Lungenbefund erhoben. Davon waren zwei mit größter Wahrscheinlichkeit als — zirrhotische — Tuberkulosen bei Silikosen ohne sichere Abgrenzungsmöglichkeit anzusprechen; die

23 übrigen waren Pneumonokoniosen (Silikosen). Davon gehörten einer dem Beginn der Form I an, 9 der Form II bis III und die übrigen der Form II oder I bis II.

Die Herdbilder im einzelnen und das Verhalten des Hilus bei Sandsteinkoniosen weichen in manchem von der Erscheinungsform anderer Lungenkoniosen charakteristisch ab.

Darauf wird später zurückzukommen sein.

Das Mißverhältnis zwischen negativem klinischen und positivem Röntgenbefund fiel auf bei vorhandenen oder fehlenden subjektiven Beschwerden. Im Röntgenbilde weitgehende Veränderungen können klinisch fast oder völlig erscheinungslos bleiben. Auskultatorisch war die diagnostische Ausbeute größer als perkutlorisch. Verschärftes Vesikuläratmen mit oder ohne gelegentliches — meist mittelblasiges — Rasseln wurde nicht selten gehört. Nie war der Röntgenbefund negativ, wenn klinisch eine Abweichung von der Norm gefunden wurde, außer bei akuter Bronchitis. Die diagnostische Ausbeute der Röntgenuntersuchung war der der klinischen Methoden bei Pneumonokoniosen weit überlegen.

Von den 133 Sandsteinarbeitern aus dem Gebiete des Weißsandsteins zeigten 38 einen einwandfrei positiven Röntgenbefund.

Drei davon erwiesen sich auf Grund erschöpfender klinischer und röntgenologischer Untersuchung als wahrscheinliche Kombination von Silikose mit Tuberkulose, ohne sichere Abgrenzungsmöglichkeit aller jeweiligen Veränderungen gegeneinander; die übrigen waren mit größter Wahrscheinlichkeit als reine Koniosen (Silikosen) anzusprechen.

Der multipel disseminierten kleinfleckigen Form gehörten von den Arbeitern in Weißsandstein 29 an, 9 zeigten mehr die großknotige Form der Lungensilikose. Die Dissemination betraf beide Lungenfelder und nicht selten auch die Spitzen, besonders deren basale Teile. Die Bevorzugung infraklavikularer und seitlicher Lungenteile fiel auf. Die grobfleckigen Herde unserer Form II fand man ein- oder doppelseitig meist infraklavikular, meist lateral, seltener median, dem Hilus näher. Auch Lokalisation in tieferen Teilen der Lungenfelder wurde — wenn auch weniger häufig — beobachtet. Daneben fand man immer noch multipel kleinfleckig disseminierte Schatten in wechselnder Zahl. Die großfleckigen Formen können ein- oder doppelseitig auftreten, in der Ein- oder Mehrzahl.

Komplikationen mit trockener Pleuritis basal median oder im Rezessus und interlobär — besonders rechts — kamen zur Beobachtung.

Die Veränderungen zentraler Lungenteile und des Hilus sind bei umfangreichen Silikosen — besonders den großknotigen Formen — häufig. Die Hilusdrüsenveränderungen erscheinen im Röntgenbild bei Sandsteinarbeitern manchmal nach Art der Röntgenogramme bestimmter Gallensteine: man sieht verschieden große Schatten mit dichter Schale und hellerem Kern.

Ein Unterschied zwischen den Bunt- und Weißsandsteinarbeitern war in der röntgenologischen Erscheinungsform der Silikose nicht festzustellen. Die Tatsache der größeren Häufigkeit der Koniose bei den Buntsandsteinarbeitern gegenüber den Weißsandsteinarbeitern fällt auf; sie bleibt zunächst ohne sichere Erklärung. Daß etwaiger Gehalt an Fe im Buntsandstein den Unterschied verschulde, ist kaum wahrscheinlich. Den Arbeitern selbst ist die verschiedene Wirkung des Gesteinstaubes auf die Lungen — selbst nach einzelnen Steinbrüchen — bekannt.

Daß sich unter den Arbeitern mit negativem Röntgenbefund der Lungen auch solche mit langer Arbeitszeit — von z. B. 20—30 Jahren — fanden, sei betont.

Für Entstehung der Sandsteinlunge muß eine individuelle Disposition angenommen werden bei bestimmter — im allgemeinen 5—10 jähriger — Mindestzeitdauer der Staubinhalation.

Nach langer Arbeitszeit bei höherem Lebensalter findet man im allgemeinen die ausgesprochensten Lungenveränderungen.

Die Zeit, von der ab eine Koniose zur Krankheit wird, ist individuell wechselnd. Ein Arbeiter reagiert auf eine im Röntgenbild und klinisch ähnliche Koniose früher mit Krankheitsgefühl als ein anderer unter gleichen Bedingungen. Hier braucht nach allem nicht nur Aggravation angenommen zu werden.

Geäußerte subjektive Klagen bestanden in Angaben über Kurzatmigkeit bei Anstrengungen und Herzklopfen, über Husten, Bruststechen, Auswurf, Mattigkeit, Schwächegefühl, unter Umständen Schweiße, die keine reinen Nachtschweiße zu sein brauchen. Objektiv beobachteten wir nicht selten Insuffizienzerscheinungen der Atmung, ohne daß diese den Arbeitern zum Bewußtsein gekommen wären.

Die Ausbeute der klinischen Untersuchung war bei reinen Sandsteinkoniotikern — im Gegensatz zu dem nicht selten weitgehenden Röntgenbefund — meist ergebnisarm oder negativ.

Im übrigen sind die klinischen Erscheinungsformen von Lungen- oder Pleuraveränderungen mit ihren Folgen am Zirkulationssystem — soweit Veränderungen überhaupt klinisch nachzuweisen sind — zu bekannt, als daß mit ihrer Schilderung hier Zeit- und Raumbelastung gerechtfertigt wäre.

Die Eigenart der pathologisch-anatomischen und pathologisch-physiologischen Veränderungen und ihre Lokalisation in den Lungen erklärt die immer wieder gemachte Beobachtung der Überlegenheit der Röntgenmethode bei Untersuchung von Lungenkoniotikern gegenüber den klinischen Methoden, die übrigens deshalb — samt ihren Hilfsmethoden — nicht vernachlässigt werden dürfen.

Das Bild der Sandsteinpneumonokoniose, der Koniose bei Mineralstaub mit hohem Gehalt an freier kristallinischer Kieselsäure, ist

jetzt — ein Ergebnis der hier vorliegenden Röntgenuntersuchungen —
in seiner röntgenologischen Eigenart klar und einwandfrei festgestellt
und ausgearbeitet, besonders in der kleinfleckigen, multipel disseminierten Form.

Die Einzelherde der Lungenkoniose bei hohem Gehalt
des inhalierten Materials an reiner kristallinischer
Kieselsäure, bei Sandsteinkoniose, unterscheiden sich
von anderen Koniosen durch größere Schattentiefe der
Einzelherde bei scharfer Begrenzung. Die kleinfleckigen
Herde der Sandsteinkoniose erscheinen wie kleine me-
tallische Hagelkörner, wie Schrotkörner.

Auch die massigeren Herde der Form II zeigen entsprechend ihrer
Entstehung — ceteris paribus — größere Schattentiefe als andere
Pneumonokoniosen.

Nicht alle Schattenflecke erscheinen im einwandfreien Röntgenogramm der Pneumonokoniose — auch der Silikose — gleich dicht.
Verschiedene Ursachen liegen dieser Erscheinung zugrunde. Die Tatsache, daß Röntgenbilder Zentralprojektionen der räumlich ausgedehnten Lunge — mit ihren Veränderungen in verschiedenen
Lungentiefen — in die Bildebene sind, darf nicht vergessen werden.
Plattenfernere Herde gleicher Dichte werden auch bei moderner
Technik im Röntgenogramm nie so scharf und schattentief erscheinen,
wie plattennahe.

Außerdem aber mögen verschieden große Staubmassen — vielleicht auch nicht immer gleich zusammengesetzter Staub — und verschieden entwickelte biologische Reaktionen und Entwicklungs-
stadien der verschiedenen Herde weiter an der Schattendifferenz
schuld sein.

Auch hier wird nach den charakteristischen Veränderungen im
Röntgenbilde zu diagnostizieren sein.

Die Eigenart der Röntgenbilder der Sandsteinlunge und die Belastung zunächst der Lungenperipherie mit Veränderungen erklärt
sich aus der — in einem vorhergehenden Teil dieser Arbeit geschilderten — Eigenart der biologischen Wirkung des Quarzes bzw. der
Reaktion des Körpers auf ihn.

Einen verhältnismäßig hohen Quarzgehalt hat die
„Neuburger Kieselkreide"
(Neuburger Weiß). Sie enthält nach Mitteilung des mineralogischen
Laboratoriums der hiesigen Technischen Hochschule „89—97%
Quarzsubstanz mit bis zu 6,5% toniger Beimengung, locker, mehl-
artig".

„Die mehlartigen, feinen Quarzteilchen bestehen aus abgerundeten
kleinsten Körnchen, die vermutlich von zerriebenem Hornstein her-
stammen."

Das Neuburger Weiß wird zu Schleif-, Polier- und Putzmitteln
verarbeitet und dient der Ultramarinfabrikation als Rohstoff.

Der Feinsandabfall wird zum Scheuern und in der Asbestfabrikation verwendet. Staubgefährdung findet hauptsächlich an zwei Stellen statt: beim Absacken und beim Trocknen im Ofen. Der Staub sei mikroskopisch fein, meist amorph, kaum kristallinisch (Koelsch).

Günstig für die Arbeiter im Neuburger Silikatkreidebetrieb ist die Einrichtung, daß die Arbeiter nach jeweils kurzer Beschäftigung an den Staubstellen späterhin im Freien weiter beschäftigt werden.

Das Arbeitsmaterial war hier konstitutionell nicht gut. Für andere Betriebe oder die Landwirtschaft Untaugliche suchen und finden vielfach in den Kreidewerken Beschäftigung.

Trotzdem und trotz des relativ hohen Quarzgehaltes wurde — bei der Art des Betriebes in den Neuburger Silikatkreidewerken einigermaßen verständlich — der Lungengesundheitszustand wider Erwarten im allgemeinen nicht allzu ungünstig gefunden, vielleicht auch deshalb, weil kein Arbeiter mehr als 15 Arbeitsjahre zählte.

Untersucht wurden 39 Arbeiter, darunter 2 Frauen. Höhere Altersklassen sind schwach vertreten.

Von den 39 Untersuchten zeigten 8 einen an Schwere wechselnden aber immerhin einwandfrei positiven Röntgenbefund. Davon war einer zirrhotisch tuberkulös, ohne sichere Abgrenzungsmöglichkeit der Koniose und Tuberkulose.

Reine kleinfleckige disseminierte Koniose beobachteten wir bei Kieselkreidearbeitern einmal. Die übrigen Formen waren eine Mischung von grobknotigen Formen mit kleinfleckigen Herden. Bei 5 Beobachtungen zeigten die grobknotigen Herde eine Größe von Nuß- bis Kleinapfelgröße im sagittalen Fernröntgenogramm. Bei den zwei übrigen waren die Konglomeratschatten kleiner.

Die kleinfleckigen Verdichtungen waren im allgemeinen etwas weniger schattentief als die der Schrotkornlunge.

Zwischen zahlreichen weicheren Schattenflecken mit ziemlich scharfer Begrenzung fand man vereinzelt dichtere, schattentiefere Herdchen, denen der Sandsteinlunge gleichend.

Hier werden biologisch besonders wirksame Staubteilchen mit am Werke gewesen sein. Freie Kieselsäure in vergleichsweise größerer Menge mag hier an der Entstehung der Koniose mitgewirkt haben. Die Annahme bereits längeren Bestehens der Silikose solcher Teile ist nicht von der Hand zu weisen.

Freie Kieselsäure findet sich im Arbeitsmaterial aller von uns untersuchten Arbeiter mit Ausnahme der Muschelkalksteinmetze. Die Länge der Arbeitszeit, die Zahl der Arbeitsjahre ist zu berücksichtigen.

Teleky läßt die Frage offen, ob nicht geringe Mengen kristallinischer SiO_2 in langer Zeit die gleichen Veränderungen zuwege bringt, wie hohe Prozentzahlen von SiO_2 in kürzerer Zeit; ich bezweifle die Berechtigung dieser Annahme.

Die Lokalisation der Herde — der kleinfleckigen wie der grobknotigen — war die geschilderte, d. h. bevorzugt waren infraklavikulare seitliche Teile der Lungenfelder auch bei der kleinfleckigen Form.

Komplikationen von seiten der Pleuren sahen wir wenig, Zerfallserscheinungen keine.

Unter den bayrischen Industrien von Bedeutung, deren Arbeiter der Einwirkung inhalierten Mineralstaubes ausgesetzt sind, steht mit an erster Stelle die

Porzellanindustrie.

Die Frage der spezifischen Staubschädigung in der Porzellanindustrie und der Beziehung zwischen Porzellanarbeit und Lungentuberkulose haben mehrfach Bearbeitung gefunden. Auf diese Arbeiten kann hier nicht eingegangen werden. Trotz ihrer blieben nicht unwesentliche Fragen unbeantwortet. Zu ihrer weiteren Klärung brauchbares Material beizubringen, war der Zweck der Untersuchungen von Koelsch und mir im Auftrage des Reichsarbeitsministeriums

Die Zusammensetzung des Staubes in Porzellanfabriken ist nicht einheitlich und nicht konstant. Reines Porzellanmehl ist ein verglastes Silikat, gebrannt mit einem Gehalt von 69,25 % SiO_2.

Staub aus verschiedenen Fabrikstellen (nach Jötten und Arnoldi) bestand aus Teilchen von Kaolin, Quarz, Feldspat, Glimmer und anderen mit 65,92 % SiO_2-Gehalt.

Die Mehrzahl der Porzellanarbeiter — der wirklichen Porzelliner, wie sich die Arbeiter selbst nennen — atmet mehr oder weniger ausgiebig Porzellanstaub mit gewissem beträchtlichen Quarzgehalt ein.

Koelsch hat mit Recht eine Trennung der Porzellanarbeiter in eigentliche „Porzelliner", die sich mit der Erzeugung des Porzellans selbst beschäftigen, wie Massemüller, Dreher, Gießer, Formgießer, Brennhausarbeiter usf., und die Nebenarbeiter bzw. Veredler vorgenommen. Zu diesen gehören die Sortierer, Maler, Druckerinnen, Packer usw.

Unsere Untersuchungen galten in der Hauptsache den Porzellinern; Nebenarbeiter wurden nur zum Vergleich in kleinerer Zahl herangezogen.

Berufsgliederung, Altersgruppierung und Dauer der Berufstätigkeit waren von Belang.

Von den männlichen und weiblichen Porzellanarbeitern zusammengenommen (insgesamt 500), standen 28,4 % zwischen dem 30. und 40. Lebensjahre und ebensoviele zwischen dem 40. und 50. Zwischen 50 und 60 Jahre alt waren 14,6 %, zwischen 20 und 30 Jahren 26,2 %, während 1,8 % im zweiten Lebensjahrzehnt standen.

10—20 Berufsjahre hatte die Mehrzahl der Arbeiter, 38,2 %, während bis zu 10 Jahre 27,4 % hatten. Zwischen 20 und 30 Jahre als Porzellanarbeiter(innen) tätig waren 22,2 %, zwischen 30 und 40 noch 10,2 %.

Es waren 83% aller Untersuchten zwischen 20 und 50 Jahre alt, während 72,6% zwischen 10 und 50 Jahren als Porzellanarbeiter tätig waren.

Eingehende Gliederungen nach Geschlechtern und Berufsgruppen, Lebens- und Arbeitsjahren, Anamnesen, klinischen und röntgenologischen Befunden in prozentualer Berechnung hier wiederzugeben, wie es in einem Bericht von Koelsch und mir an das Reichsarbeitsministerium geschah, würde zu weit führen.

Als Wesentlichstes ist folgendes zu sagen:

Die eigentlichen zur Zeit erwerbsfähigen Porzellanarbeiter(innen) sind anamnestisch, subjektiv, doch wohl auch röntgenologisch und klinisch wesentlich stärker mit Abweichungen von der Norm belastet als die Nebenarbeiter.

Die Befundsergebnisse der klinischen und röntgenologischen Untersuchungen deckten sich vielfach nicht. Die Ausbeute der Röntgenuntersuchung ist wie meist wesentlich ergiebiger. Geklagte subjektive Beschwerden fanden nicht immer im objektiven Befund Begründung; es gab Klagen bei normalen Lungenbefund. Häufig freilich fand man Koniosen ohne subjektive Klagen.

Es besteht eine individuelle Disposition — bei kritischer Betrachtung aller in Betracht kommenden Verhältnisse — für Porzellankoniose.

Im allgemeinen waren Arbeiter(innen) in höheren Lebens- und Berufsalter stärker mit Koniose und Koniosefolgen belastet als Jugendliche und solche mit weniger Arbeitsjahren. Unter 10 Arbeitsjahren kamen auch bei Belasteten und Exponierten charakteristische Pneumonokoniosen kaum vor.

Am ungünstigsten unter den männlichen Arbeitern schnitten bei unserem Untersuchungsmaterial Dreher und Gießer ab; hier wurden bei 85 von 157 Arbeitern dieser Gruppe Pneumonokoniosen meist unserer Formen I und II gefunden, nur wenige der Form II bis III; und doch arbeiteten diese zur Zeit, waren „erwerbsfähig", meist angeblich ohne Beschwerden.

Kombinationen von Silikose der Lungen mit Tuberkulose wurden in einer Minderzahl einwandfrei beobachtet, erschien bei einigen anderen nicht unwahrscheinlich.

Nicht immer ließ sich unter Zuhilfenahme aller Untersuchungsmethoden die Differenzierung zwischen Silikose und Tuberkulose im ganzen oder der einzelnen Herde am Lebenden durchführen.

Die zeitliche Erwerbsfähigkeit (zur Zeit der Untersuchung) war also kein Beweis für Gesundheit, weder immer subjektiv noch klinisch und röntgenologisch.

Was für die männlichen Porzelliner gilt, gilt auch für die weiblichen Arbeiter der Porzellanfabriken. Auch hier waren die mit Herstellung des Porzellans Beschäftigten belasteter als die Nebenarbeiterinnen. Auch hier gilt alles oben bei Schilderung der Befundsergebnisse männlicher Porzelliner Gesagte. Man fand neben der Mehrzahl sicherer Koniosen in einer Minderzahl Tuberkulose bei Silikosis, bei anderen eine mögliche Kombination beider Veränderungen.

Im übrigen verweise ich auf den ersten — allgemeinen — Teil dieser Arbeit, den Bildanhang und meine frühere Arbeit über Porzellanlunge in den Fortschritten auf dem Gebiete der Röntgenstrahlen Band XXXVII Heft 3.

Die untersuchten

„Granitarbeiter"

stammten aus dem Fichtelgebirge, der Gegend von Wunsiedel. Der Allgemeinzustand der Leute war gut. Sie kamen freiwillig aus den Betrieben zur Untersuchung. Einige zeigten infolge der Arbeitsstellung die gebückte Haltung des Schwerarbeiters mit langer Arbeitszeit.

Die Arbeit wurde teilweise in halb oder ganz geschlossenen Räumen ausgeführt.

Die Werkstätten seien staubig, das verarbeitete Material ist der Fichtelgebirgsgranit.

Er enthält nach Mitteilung des mineralogischen Laboratoriums der Technischen Hochschule in München etwa 30% Quarz ohne Bindemittel. Der Quarz füllt in bis zu 0,5 cm im Durchmesser haltenden Gebilden die Zwischenräume zwischen den übrigen Bestandsmineralien des auf diese Weise festverbundenen Gesteins aus.

Untersucht wurden 93 Arbeiter. Ihr Lebensalter schwankte zwischen 15 und 60 Jahren, ihr Berufsalter zwischen 5 und 50.

Über 30 Jahre alt waren 77,04%, über 10 Berufsjahre hatten 81,72%. 18 Leute waren länger als 30 Jahre Granitsteinhauer.

Auch hier soll auf Anamnese und Klinik im einzelnen nicht eingegangen werden.

Frühere Erkrankungen von langer Dauer waren nicht häufig. Vier hatten an Pleuritis gelitten, 7 an Pneumonie, mehrere an schwerer Grippe, Malaria, Typhus; 3 Leute waren früher angeblich „lungenleidend"; davon sei einer im Sanatorium gewesen.

Acht von den Untersuchten hatten Klagen über Atembeschwerden und geringfügigen klinischen Befund.

Röntgenologisch erwiesen sich 2 Untersuchte als verdächtig auf Kombination einer Koniose mit zirrhotischer Tuberkulose; 4 zeigten die Erscheinungen einer geringfügigen Pneumonokoniose, gekennzeichnet durch spärliche kleinfleckige, mäßig dichte Punkte und dichtere Strangschatten bei vergrößerter Hiluszeichnung; einer hatte eine deutliche kleinfleckige Dissemination bei dichteren lokalisierten Herdschatten.

Die kleinfleckigen Herdchen zeigten im allgemeinen nicht die große Schattentiefe der kleinfleckigen Sandsteinpneumonokoniose; vereinzelte Knötchen kamen dieser Dichte nahe.

Die objektiven Untersuchungsergebnisse der Granitarbeiter waren also im ganzen nicht allzu ungünstig. Trotz langer Arbeitsjahre waren nur bei wenigen Arbeitern Zeichen deutlicher Koniose im Röntgenbilde festzustellen.

Geringer Gehalt an kristallinischer Kieselsäure in harmlosen übrigen Bestandsmineralien darf wohl im allgemeinen als Hauptgrund geringerer biologischer Einwirkung dieses Mineralstaubes auf die Lunge betrachtet werden.

Die Zahl der von Koelsch und mir bis heute untersuchten

„Muschelkalkarbeiter"

aus der Würzburger Gegend beträgt 82.

Der Muschelkalk ist „ein dichtes festes Kalkgestein mit Tonerdegehalt und geringen organischen Beimengungen. Der Kieselsäuregehalt ist praktisch gleich Null". (Mineralogisches Laboratorium der Technischen Hochschule in München.)

Die untersuchten Arbeiter waren in guter allgemeiner Verfassung.

Die Art ihrer Arbeit ähnelt der anderer Steinmetzen. Subjektiv, anamnestisch und klinisch war die Befundsausbeute gering. Röntgenologisch wurden bei vielleicht 10% vergrößerte Hilusdrüsen gefunden ohne Lungenherde; bei 4 fand ich spärlich kleinfleckige Herdchen über die Lungen verteilt, unregelmäßig und atypisch in der Lokalisation; bei 2 wenig zahlreiche kleinfleckige Herdchen und dichtere Stränge mit Drüsen im Hilus.

Die kleinfleckigen Herdchen waren verhältnismäßig weich im Schatten, weit weniger dicht als die der Sandsteinlunge, dabei aber deutlich abgegrenzt gegenüber der Umgebung. Die Herdchen unterschieden sich von denen der Schrotkornlunge der Sandsteinarbeiter. Die Verschiedenheit erklärt sich aus der Verschiedenheit der biologischen Einwirkung beider Staubarten auf die Lungen, aus der Verschiedenheit ihrer Elimination.

Einer der Arbeiter litt an gutartiger zirrhotischer Tuberkulose der Spitzen geringen Grades. Diese Tuberkulose hatte offenbar in ihrer Entstehung mit seiner Arbeit nichts zu tun. Ob sie durch die Inhalation des Kalkstaubes günstig beeinflußt wurde?

Daß kleinfleckige Herdchen in den Lungenfeldern von Kalksteinarbeitern trotz bei der Arbeit entstehenden Staubes selten gefunden wurden, erklärt sich teils aus der geringen biologischen bzw. chemischen Einwirkung von Kalkstaub in den Atemwegen, aus einer raschen Elimination, teils aus der Neigung der Kalkteilchen, sich zusammenzuballen und so zu groß zu werden, um in die tieferen Atemwege einzudringen. Sie reizen die Schleimhaut gröberer Bronchien mechanisch und werden teils resorbiert, teils ausgeschieden.

Iszard beobachtete im Tierexperiment nach Kalkstaubinhalation Epitheldesquamation und mit Kalkstaub beladene Makrophagen im interlobären Gewebe. Späterhin fanden sich die Staubpartikel in den regionären Bronchial- und Hilusdrüsen, wohin sie durch die Makrophagen gebracht worden waren. Dieser letztere Befund erklärt die von uns gefundene Hilusveränderungen.

Inhalation von Kalkstaub gilt allgemein als verhältnismäßig unbedenklich für die Lungen, mancherorts — in geringer Menge inhaliert — sogar als nicht ungünstig gegenüber der Tuberkulose.

Eine weitere Gruppe von 42 Steinmetzen in Muschelkalk hatte früher Sandstein bearbeitet.

Auf mehr oder weniger lange Jahre der Steinmetzarbeit in Sandstein folgten Jahre gleicher Arbeit in Muschelkalk.

Diese Arbeitergruppe kann und soll röntgenologisch nur kurz zusammenfassend behandelt werden.

Der Versuch der Unterscheidung der beiden sich folgenden Einflüsse auf die Atmungsorgane auf Grund des Röntgenbefundes zahlenmäßig wäre ein Versuch zu Pseudoexaktheit.

Bei dieser Gruppe befinden sich deutliche Sandsteinkoniosebilder im Sinne der früher geschilderten.

Man erkennt an den typischen Bildern der Schrotkornlunge die zu irgendeiner Zeit stattgehabte Einwirkung stark quarzhaltigen Mineralstaubes auf die Lungen.

Eine Pneumonokoniose findet sich bei dieser Arbeitergruppe prozentual weit häufiger als bei den reinen Kalksteinarbeitern.

Sicher ist, daß unter nachfolgender Arbeit in Muschelkalkstaubatmosphäre die Spuren und Einwirkungen früherer Sandsteinarbeit weiter bestehen.

Zur Entscheidung der Frage, ob nachfolgende Kalkstaubkoniose durch vorhergegangene Silikose irgendwie beeinflußt wird, halte ich unser Material nicht für ausreichend.

Als letzte Arbeitergruppe aus einem Betriebe mit Mineralstaubentwicklung wurden

„Zementarbeiter"

aus dem Portlandzementwerk in Karlstadt bei Würzburg untersucht.

Im Jahre 1911 hat Koelsch „gesundheitliche Erhebungen in bayrischen Zementfabriken" veröffentlicht.

Röntgenuntersuchungen waren damals nicht vorgenommen worden. Bei der überragenden Bedeutung der Röntgenuntersuchung für das diagnostische und wissenschaftliche Erfassen aller Lungenveränderungen, besonders der Koniosen, waren neue systematische Untersuchungen unter Heranziehung des Röntgenverfahrens nötig.

Röntgenbilder von Zementstaublungen fanden wir im deutschen Schrifttum bei F. Schott, „Über Zementstaublunge" in Brauers Beiträgen Band VI Heft 1.

Er gibt 2 Bilder wieder: Ein Bild der hilösen und ein Bild der pulmonalen Form der Zementkoniose; indessen lassen sich scharfe Trennungen kaum durchführen.

Koelsch kam auf Grund seiner umfassenden klinischen und statistischen Untersuchungen zur Aufstellung folgender Schlußsätze:

1. Eine wesentliche gesundheitliche Beeinträchtigung der Zementfabrikarbeiter ist nicht zu konstatieren; eine abnorme Erhöhung der Krankheits- und Sterblichkeitsziffer liegt nicht vor.

2. Entsprechend der Staubarbeit sind Katarrhe der Schleimhäute (Augen, Nase, Luftwege) selbstverständliche Vorkommnisse, wenngleich der Organismus zweifellos eine nicht unbeträchtliche Anpassungsfähigkeit an diese Schädlichkeiten besitzt. Eigenartige gefundene Nasenveränderungen sind zwar wissenschaftlich interessant, doch von geringer praktischer Bedeutung.

3. Eine Sanierung ist im wesentlichen durch moderne technische Einrichtungen zu erreichen; die persönliche Prophylaxe vermag hier nur relativ geringe Erfolge zu erzielen.

4. Besondere Schutzvorschriften etwa im Rahmen einer Bundesratsverordnung, erscheinen nicht notwendig.

Schott glaubt auf Grund seiner klinischen, röntgenologischen und tierexperimentellen Untersuchungen über Zementlunge zusammenfassend sagen zu können:

1. Jahrelange Einatmung von Zementstaub kann zu chronischen Katarrhen, Bronchitis und Emphysem mit Hilusveränderungen führen.

2. Erst nach jahrzehntelanger Fabrikarbeit gibt es klinisch wohl charakterisierte Zementstaublungen.

3. Die Zementpneumonokoniose ist harmloser als die Chalikose. In sanitär einwandfreien Zementfabriken bleiben die Arbeiter viele Jahre ohne Gewerbeschäden.

4. Die Zementstaubeinatmung prädestiniert nicht zu Neuerkrankungen an Tuberkulose und scheint einen bestehenden Tuberkuloseschutz nicht zu durchbrechen.

Der Portlandzement ist fertig ein feines Mehl, das durch Brennen einer innigen Mischung von Kalk und tonhaltigem Material erhalten wird.

In seinen oben angeführten gesundheitlichen Erhebungen gibt Koelsch die Zusammensetzung des Zements — offenbar ohne die Art der Bindung der Bestandteile dabei zu berücksichtigen — folgendermaßen an:

$$CaO \quad 62—65\%,$$
$$SiO_2 \quad 19—22\%,$$
$$Al_2O_2 \quad 7— 9\%,$$

außerdem wenig Fe_2O_2 MgO, Schwefelverbindungen u. a.

An freier kristallinischer Kieselsäure ist der Zement offenbar arm.

Für die Masse entstehenden Staubes in Betrieben ist der Herstellungsvorgang des Zements maßgebend. Moderne Technik hat die Herstellung des Zements gegen früher umgestaltet.

Früher wurde das im Tagbau gewonnene Rohmaterial in Brechern, Kollergängen und Mühlen verschiedenen Systems vorzerkleinert, dann gemischt, getrocknet und gebrannt. Der gewonnene Klinker wurde in Mühlen feinst gemahlen, das erhaltene Pulver in Silos aufgespeichert.

Es kommt in Säcken und Fässern zum Versand.

Staubentwicklung erfolgte bei Zerkleinerung des Rohmaterials und des Klinkers beim Transport und Packen des Zements trotz Ventilatoren.

Daß Zugluftarbeit in offenen Hallen und Arbeit am Ofen und hohe Temperaturen zu Erkältungskrankheiten disponierten, sei betont.

In modernen Betrieben erfolgt der gesamte Materialtransport von der Einbringung des Rohmaterials bis zum Abpacken des fertigen Zements automatisch (in ummantelten Brecherwerken, rotierenden Öfen, mit Transportschnecken, Bändern).

Außerdem sind Einrichtungen für mechanische Staubabsaugung getroffen. So ist die Beanspruchung der Arbeiter durch körperliche Arbeit geringer, die Staubinhalationsmöglichkeit herabgesetzt und ebenso die Erkältungsgefahr.

Die gesundheitlichen Verhältnisse in alten Fabrikbetrieben sind also mit denen in modernen nicht zu vergleichen; alte Untersuchungsergebnisse über Staub in den Fabrikanlagen u. dgl. sind für modernste Betriebe ungültig.

Diese Tatsachen sind bei Untersuchung von Arbeitern in Zementwerken zu berücksichtigen.

Zementmehl besteht aus weichen bis mittelharten stumpfkantigen Körnern.

Das feinstgemahlene Mehl vermag nach seiner Korngröße in die Lungenalveolen des Menschen einzudringen.

Der Zement ist quellbar, in kohlensäurehaltigem Wasser in gewissem Grade löslich; die in prozentual geringer Menge vorhandene Kieselsäure im Zement ist intrapulmonal von offenbar geringer biologischer Wirkung.

Nach Schotts Kaninchenversuchen lag der Zementstaub fast ausschließlich intrazellulär; frei im Lungengewebe liegenden Staub fand er kaum.

Unsere Untersuchungen betrafen 93 männliche Zementarbeiter, die aus dem Betrieb kamen und voll arbeits- und erwerbsfähig waren.

Es fanden sich darunter Arbeiter mit 60—70 Lebens- und bis zu 40 Arbeitsjahren.

Unter 10 Arbeitsjahren hatten von unserem Untersuchungsmaterial nur 4 Arbeiter.

Ein 44jähriger mit 10 Arbeitsjahren hatte eine verkalkte Spitzentuberkulose ohne Staublunge. Er war typischer Astheniker ohne klinischen Lungenbefund bei reduziertem Ernährungszustand.

Ein Arbeiter mit 7 Arbeitsjahren hatte klinisch diffuse Bronchitis bei etwas vergrößerter Hiluszeichnung und verdichteter Hilusauffaserung gegen mittlere und untere Teile der Lungenfelder.

Im ganzen zeigten von den untersuchten Arbeitern 4 alte tuberkulöse Veränderungen: zwei davon kleine verkalkte Spitzenherde ohne Staublunge, einer eine alte zirrhotische abgelaufene Tuberkulose im rechten Oberfeld ohne Staublunge, der vierte eine alte ausgeheilte zentrale Tuberkulose mit Residuen einer interlobären und mediastinalen Pleuritis ohne nennenswerte Staubveränderungen. Der klinische Befund war bei allen dreien negativ.

Nur 6 unserer Röntgenbefunde der Zementarbeiter waren als Koniosen anzusprechen. Nur ein Bild zeigte überwiegend die Lungenform der Pneumonokoniose mit Hilusbeteiligung.

Die 5 übrigen gehörten überwiegend der Hilusform an, d. h. man fand vergrößerte und verdichtete Hiluszeichnung — meist mit kleinen dichteren Einlagerungen — und verdichteter Hilusauffaserung nur gegen Teile der Lungenfelder oder allseitig.

Nur 2 unserer Beobachtungen zeigten diese Erscheinungsform ausgesprochen, die übrigen schwach. Grenzfälle, über deren Normalität oder Abnormität man streiten kann, fanden sich einige Male. Bei einigen der Untersuchten wurde auskultatorisch grobe Bronchitis, klinisch Emphysem konstatiert. Sonst war die klinische Ausbeute negativ.

Die Beschäftigung in der Zementfabrik hat bei den von uns untersuchten Arbeitern nicht zu Neuerkrankungen an Tuberkulose disponiert. Aber auch die reine Zementkoniose unseres Untersuchungsmaterials war geringfügig und gutartig. Die Zementkoniose unterscheidet sich von der Silikose der Sandsteinarbeiter; die Herdschatten sind weicher, weniger schattentief, die Charakteristika der Schrotkornlunge fehlen der Koniose der Zementarbeiter. Vereinzelt fanden sich etwas dichtere Herdchen auch hier.

Auch hier war die mehrfach von uns betonte individuell verschiedene Koniosedisposition zu erkennen.

Die von Koelsch früher beobachteten ulzerösen Schleimhauterkrankungen der Nase, Rhinolithenbildung, ernstere Augenschäden, Gewerbeekzeme beobachteten wir nicht.

Ein kurzer kritischer Überblick über unsere Untersuchungsergebnisse ergibt folgendes:

Als Pneumonokoniosen sind mit Zenker alle Veränderungen der Atmungsorgane — unter Umständen mit Allgemeinwirkungen — zu betrachten.

Eine Sondergruppe stellen die Pneumonokoniosen nach Inhalation quarzhaltigen Staubes dar.

Bei hohem Quarzgehalt des inhalierten Staubes sind diese Koniosegruppen vielfach — selbst ohne Anamnesenaufnahme — aus dem charakteristischen Röntgenbilde der „Schrotkornlunge" zu erkennen

Alle Quarz führenden Mineralstaubarten gewinnen im wesentlichen durch den Quarzgehalt — abgesehen von anderen oben angeführten Einwirkungen — ihre pathogenetische Bedeutung.

Die Pneumonokoniosen nach Mineralstaubinhalation verschiedenen Quarzgehaltes lassen sich röntgenologisch häufig voneinander unterscheiden.

Die eindeutigsten und schwersten, am meisten charakteristischen Veränderungen fanden wir bei Sandsteinarbeitern als „Schrotkornlunge".

Ähnlich der Sandsteinlunge sind — wie mir aus Literaturstudien erscheinen will — Lungenveränderungen bei Arbeitergruppen aus gewissen Kohlen und Erzbergwerken zu betrachten.

Es sind „Silikosen", mehr oder weniger Schrotkornlungen.

„Chalikosis" ist gleich „Silikosis". Der Begriff Chalikosis ist zwecklos und entbehrlich geworden.

Der Sandsteinkoniose folgt an röntgenologischer Klarheit und praktischer Tragweite die Porzellankoniose.

An unserem Untersuchungsmaterial fiel mir die besondere Neigung der Porzellankoniose zu Konglomeratknotenbildung in den Lungen meist infraklavikular lateral auf.

Die Koniose der Silikatkreidearbeiter — praktisch nur lokal von Bedeutung beschränkten Vorkommens wegen — ist als typische Silikose durch das Röntgenbild charakterisiert.

Eine harmlosere Silikose wurde von uns in der Granitlunge bei Steinmetzen in Fichtelgebirgsgranit erkannt.

Von geringer pathogenetischer Bedeutung für die Lungen ist die Arbeit in modernen Zementfabriken. Die Staubgefährdung ist gering. Die biologische Einwirkung etwa inhalierten Zementstaubes ist wegen geringen Quarzgehaltes des Staubes bei Vorhandensein anderer harmloser — vielleicht sogar entgiftender Bestandsmineralien, z.B. Kalk — gering.

Das Röntgenbild der unkomplizierten Zementlunge ist von der Staublunge hohen Quarzgehaltes röntgenologisch zu unterscheiden.

Das Röntgenbild der Zementlunge ist an sich weit weniger charakteristisch als das der Silikosen bei hohem Quarzgehalt: mehr oder weniger deutliche Strangverdichtung und Vergrößerung und Verdichtung der Hiluszeichnung kann man auch bei Bronchitiden und Stauungen finden mit multiplen mehr oder weniger weichen Schattenflecken bei Atelektasen, multiplen disseminierten bronchopneumonischen Herden bei entzündlichen Veränderungen anderer Herkunft.

Auch nach Kalkstaubinhalation kann es zu Pneumonokoniosen kommen, die im Röntgenbild durch mehr oder weniger deutliche und charakteristische Veränderungen der Hilusdrüsen charakterisiert sein können.

Desquamativkatarrhe, direkt oder indirekt entstandene bronchopneumonische Herdchen führen zu Dichteveränderungen der Lungen und dadurch zur Darstellbarkeit im Röntgenbilde.

Die Charakteristika der Schrotkornlunge, der malignen Fibrose mit ihrer Tuberkulosedisposition, fehlen.

Die maligne Pneumonokoniose bei Mineralstaublunge ist die Silikose.

Sie kann bei Disponierten an sich zu Zerstörung der Arbeitsfähigkeit und des Lebens führen.

Ihre Dispositionsschaffung für Komplikation mit Tuberkulose ist für die Koniose bei hohem Quarzgehalt statistisch — trotz der Mängel solcher Statistiken — einwandfrei nachgewiesen.

Statt von Stadien spricht man bei Koniose besser auch nach dem Röntgenbilde von Formen: es gibt z. B. Koniotiker — besser Silikotiker — die nie über die Entwicklung spärlicher kleinfleckiger Dissemination bei verdichteter Strangzeichnung und Hilusveränderungen hinauskommen auch nach vieljähriger Arbeitszeit. Hier scheint der Abtransport inhalierten Quarzes besser, die pathogenetische Einwirkung geringer zu sein.

Andere Arbeiter reagieren relativ früh mit der Bildung kleiner Knötchen und von Konglomeratknoten und zunehmender Lungenfibrose.

Die Ergebnisse insbesondere unserer Röntgenuntersuchungen von Koniotikerlungen haben gezeigt, daß man am Lebenden die Verschiedenheit und Eigenart biologischer Einwirkung verschiedener Mineralstaubarten auf die Lungen und deren Folgen zu erkennen in der Lage ist. Die Art und Stärke dieser Einwirkung entspricht bisherigen Ergebnissen der einschlägigen Lungenmorbiditäts- und Mortalitätsstatistik.

Aus äußeren Gründen ist leider nur die Wiedergabe einiger weniger allernötigster Bilder aus der vorhandenen großen Zahl von Röntgenogrammen zur Erklärung und als Beleg obiger Ausführungen möglich.

Noch einmal sei betont, daß nicht jede Koniose nach Inhalation der gleichen Mineralstaubart gleich charakteristische röntgenologische Erscheinungen zeigt.

Die Verschiedenheit individueller Disposition und persönlicher Reaktionsart ist zu groß, um ganz gleichartige Bilder erwarten zu lassen. Durch diese Tatsache wird der Wert der aufgestellten Koniosetypen im ganzen nicht beeinträchtigt.

Es geht hier wie auch bei anderen Krankheiten und Reaktionsarten des menschlichen Körpers auf bestimmte äußere Einflüsse:

Es gibt sogenannte klassische Erscheinungsformen, z. B. eine Infektionskrankheit, mit gleich vollwertiger Entwicklung aller Symptome neben den sogenannten rudimentären Formen.

Abb. 1 entstammt dem 44jährigen F., Phil., der seit 30 Jahren als Steinmetz im Weißsandstein tätig ist. Im 28. Arbeitsjahr war er wegen Lungenleidens $^3/_4$ Jahr krank. Seit 25. Januar 1926 ist er wegen Lungenleidens invalidisiert.

Klinisch sind die Spitzen leicht retrahiert und gedämpft; leichte tympanitische Dämpfung vorne und hinten über dem Brustkorb bis zum Beginn des unteren Drittels. Das Atemgeräusch ist vorne und hinten in den oberen 2 Dritteln beider Thoraxhälften verschärft. Man hört vereinzeltes, in der Hauptsache mittelblasiges Rasseln über den Lungen vorne und hinten. Der Puls ist in Ruhe wenig beschleunigt, aber regelmäßig.

Man sieht im Bilde, das übrigens, wie alle Reproduktionen, trotz relativer Güte nicht allen Einzelheiten gerecht werden kann, die im Text als charakteristisch beschriebene, multipel kleinfleckig disseminierte Form der Staublunge, die Schrotkornlunge. Sie ist charakteristisch für Pneumokoniose bei hohem Gehalt des Staubes an kristallinischer Kieselsäure (Sandstein).

Hier liegt eine reine multipel kleinfleckige Form vor mit völligem Zurücktreten bzw. Fehlen von Strangverdichtungen bei nur mäßig vergrößerter Hiluszeichnung.

Das Bild widerlegt sinnfällig die Auffassung derer, welche als erste Erscheinungsform der Koniose unter allen Umständen vergrößerten Hilus bei verdichteter Strangzeichnung sehen.

Abb. 2 entstammt dem 52jährigen F., Babt., seit 38 Arbeitsjahren als Steinmetz in Weißsandstein. Er war zweimal in Heilstätten. Zur Zeit besteht Atemnot, Stechen im Rücken, Husten und Auswurf, Mattigkeit und Appetitlosigkeit. Der Mann ist blaß, schlecht ernährt und dürftig in der Muskulatur.

Klinisch über mittleren, seitlichen Thoraxteilen beiderseits vorne und hinten mäßige Dämpfung bei vesiko-bronchialem Atmen. Über beiden Lungen vorne und hinten — besonders in mittleren Lungenetagen — mäßig zahlreiche, in der Hauptsache mittelblasige, spärlich auch kleinblasige Rasselgeräusche, besonders nach Anhusten; relativ wenig über den Spitzen.

Das Röntgenbild zeigt in deutlichster Weise die seitlichen Konglomeratschatten, die insbesondere von infraklavikular bis etwas unterhalb der Mitte beider Lungenfelder reichen und vom Mittelschatten durch hellere Zonen getrennt sind, in denen man wieder größere oder kleinere Schattenbildungen erkennt. Auch hier tritt die Strangzeichnung gegenüber den fleckigen Herden völlig in den Hintergrund.

Deutlicher als auf obiger Abbildung sieht man im Originalfilm die stark verdichteten Hilusdrüsen. Die sichtbaren, multipel kleinfleckig disseminierten Schatten sind wiederum — wie bei Abb. 1 — besonders dicht. Die Abbildung in ihrer gesamten Erscheinungsform ist charakteristisch für Staublunge bei hohem Gehalt des inhalierten Staubes an kristallinischer Kieselsäure (Sandstein).

Es stellt stärkere Veränderungen dar als Abb. 1. Die kleinfleckigen Herde sind reine Koniose. Ob sich hinter dem Konglomeratschatten neben Koniose auch Tuberkulose versteckt, ist nicht zu widerlegen und nicht zu beweisen. Klinisch besteht für Tuberkulose kein Anhalt.

Abb. 3 entstammt einem Kieselkreidearbeiter, dem 44 Jahre alten W., Fr. Er war von 1911—1914 in einem Unternehmen tätig, in dem Kieselkreide verarbeitet wird. Nach 4jährigem Felddienst war er von 1919—1927

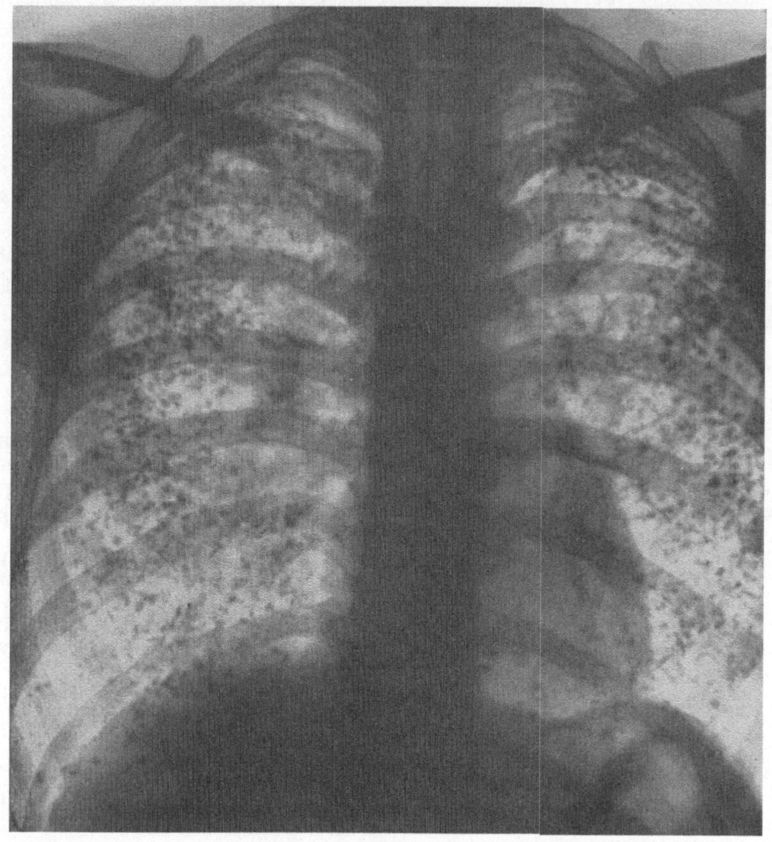

Abb. 1.

wiederum in der Kieselkreidefabrik tätig. Der Mann war nie krank, fühlt sich subjektiv wohl, kommt aus dem Betriebe.

Klinisch war lediglich scharfes Vesikuläratmen mit vereinzelten in der Hauptsache mittelblasigen, trockenen Ronchi da und dort über den Lungen zu hören. Eine sichere Dämpfung war nicht nachweisbar; etwas geschwächter Klopfschall vielleicht infraklavikular seitlich rechts.

Das Röntgenbild zeigt deutlich multipel kleinfleckige Dissemination in beiden Lungenfeldern, besonders rechts. Nicht wenige der Knötchen und Fleckchen zeigen beträchtliche Schattentiefe, kommen den Schrotkornschatten nahe.   Außerdem sieht man zahlreiche weichere kleinfleckige Schatten.   Die Hiluszeichnung ist beträchtlich vergrößert und verdichtet, die Auffaserung verbreitert und verdichtet, besonders basalwärts rechts, und rechts seitlich in der

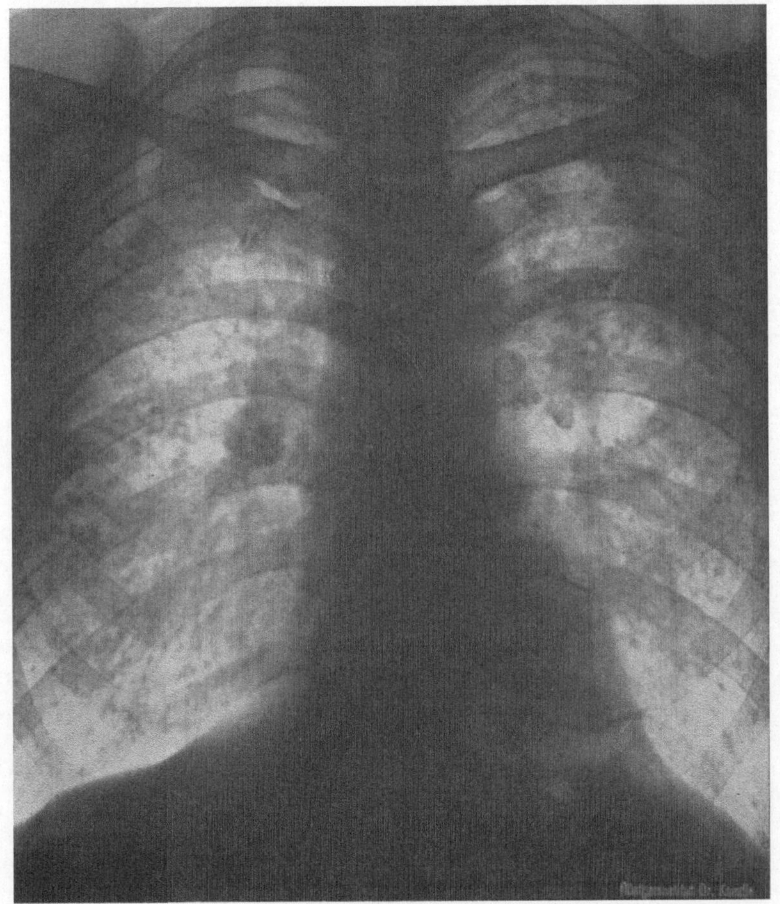

Abb. 2.

oberen Hälfte des Lungenfeldes erkennt man einen keilförmigen Schatten, mit der Spitze median gerichtet.

Die multipel kleinfleckigen Herdchen sind sicherlich auf Staubwirkung zurückzuführen, ebenso die Vergrößerung und Verdichtung der Hiluszeichnung und Verdichtung der Hilusauffaserung.

Auch der wandständige Schatten rechts seitlich ist in seiner Grundlage koniotischer Herkunft.   Ob außerdem Tuberkulose sich dahinter versteckt, ist weder zu beweisen noch zu widerlegen. Anzeichen für Tuberkulose klinisch und bakteriologisch fehlen.

Über die Entstehungsmöglichkeit verschieden dichter Schatten
bei Inhalation — selbst stets — gleichen Mineralstaubes habe ich
in meiner Arbeit in den Fortschritten auf dem Gebiete der Röntgenstrahlen, Band XXXVIII, Heft 6, gesprochen. Neben röntgen-

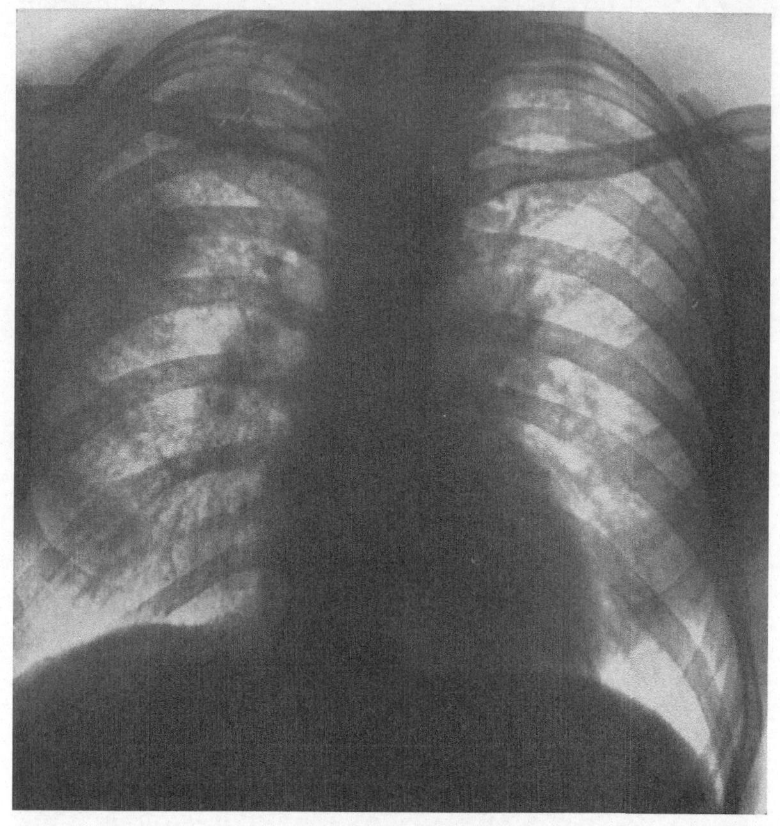

Abb. 3.

technischen Dingen können räumliche und zeitliche Verschiedenheiten der Inhalation und damit biologischer Reaktion zu verschiedenartigen röntgenologischen Erscheinungsformen führen.

Abb. 4 und 5 sind von Arbeitern der nordbayrischen Porzellanindustrie
erhalten.

Abb. 4. W., Christ., 51 Jahre alt, seit 20 Jahren Porzellangießer,
zur Zeit ohne Klagen, war immer gesund. Vater mit 72 Jahren an Magen-
Ca. gestorben, Mutter an Schlaganfall. Der Mann ist verheiratet, hat
7 gesunde Kinder.

Klinischer Befund völlig negativ. Allgemeinzustand gut.

Das Röntgenbild zeigt über beide Lungen zerstreut multiple, kleinfleckige Verdichtungen, meist von mäßiger Schattentiefe, Strangzeichnung nur gegen basal deutlicher hervortretend, sonst

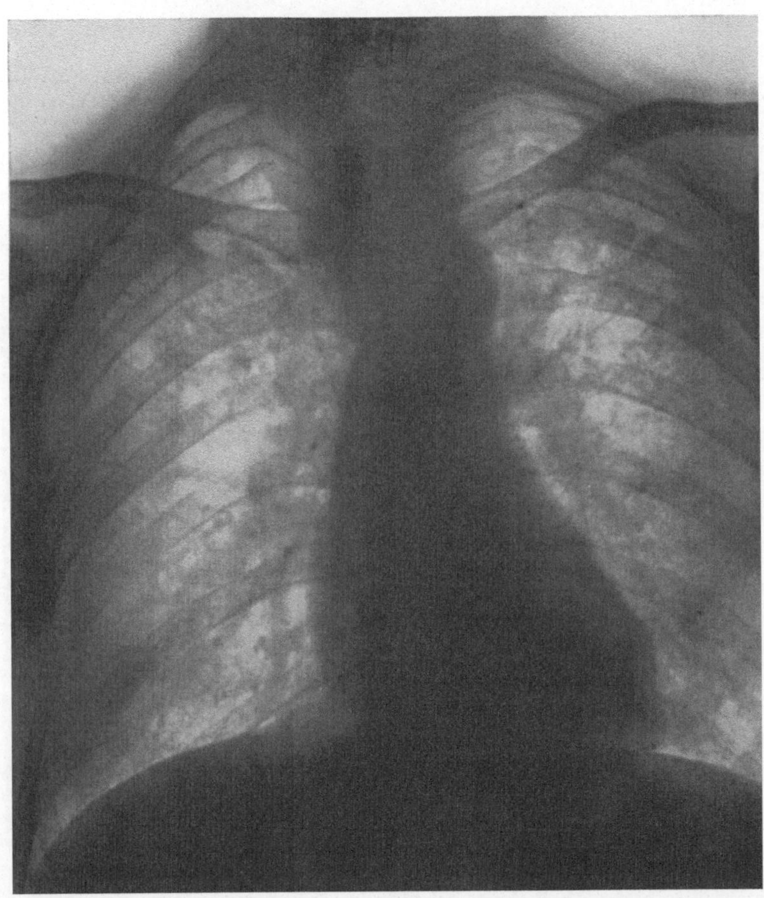

Abb. 4.

gegenüber fleckigen Herden zurücktretend.   Man sieht beiderseits infraklavikular den Beginn von Konglomeratschattenbildung.

Abb. 5. W., Adolf, 49 Jahre alt, Brennhausarbeiter seit 34 Jahren. Allgemeinzustand gut.

Klinischer Befund: Beiderseits in mittleren Lungenetagen scharf vesikuläres Atmen, links vielleicht mit etwas bronchialem Beiklang. Vereinzeltes mittelblasiges Rasseln nach Anhusten.

Das Röntgenbild zeigt beiderseits — links ausgesprochener — Konglomeratschatten in seitlich oberen Lungenetagen bei übrigens noch sichtbarer kleinfleckiger Dissemination, in unteren Teilen der Lungenfelder. Links ist das Zwerchfell durch einen pleuritischen Strang zipfelförmig nach oben verzogen. Für Tuberkulose klinisch und bakteriologisch kein Anhalt.

Abb. 6. K., Wolf., 46 jähriger Steinmetz in Fichtelgebirgsgranit, welchen Beruf er seit 27 Jahren ausübt.

Er ist in gutem Ernährungs- und Kräftezustand, kommt aus dem Betriebe und hat keine Klagen.

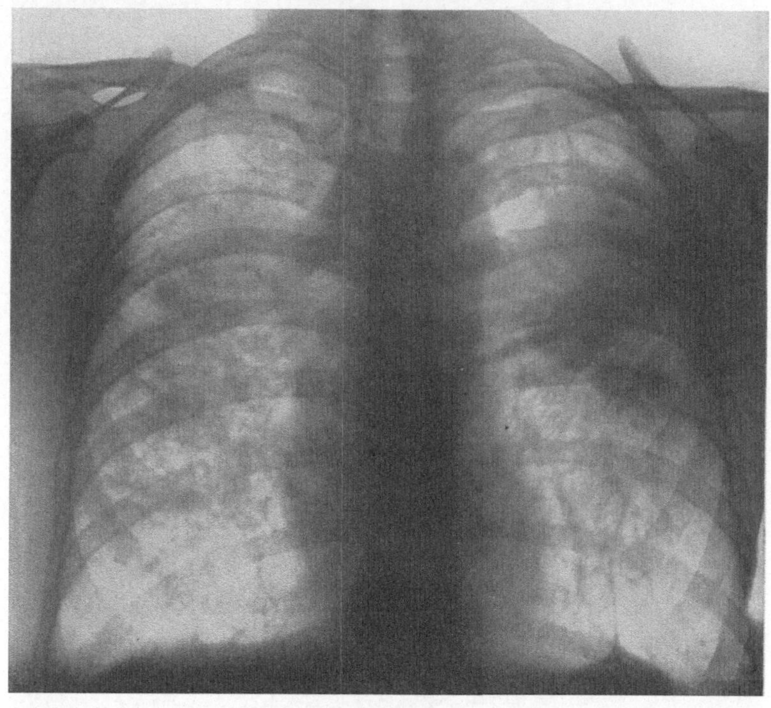

Abb. 5.

Klinisch war spärliches mittelblasiges Rasseln da und dort über den Lungen zu hören, besonders nach Anhusten.

Das vorliegende Röntgenbild zeigt deutlich die Erscheinungen einer multipel kleinfleckigen disseminierten Pneumonokoniose bei vergrößertem und verdichtetem Hilus und vergleichsweise Zurücktreten der Verdichtung der Strangzeichnung. Die kleinfleckigen Herdchen sind vielfach weniger dicht im Schatten als die der Sandsteinlunge. (Geringerer Gehalt an SiO_2 als bei Sandstein.) Beiderseits lateral in den Lungenfeldern beginnende Konglomeratschattenbildung.

Abb. 7. St., Nikl., 56jähriger Rohmehlarbeiter in der Zementfabrik Karlstadt seit Jahrzehnten. Familien- und eigene Anamnese belanglos. Gibt leichte Kurzatmigkeit bei Anstrengung an, etwas morgendlichen Husten mit wenig schleimigem Auswurf.

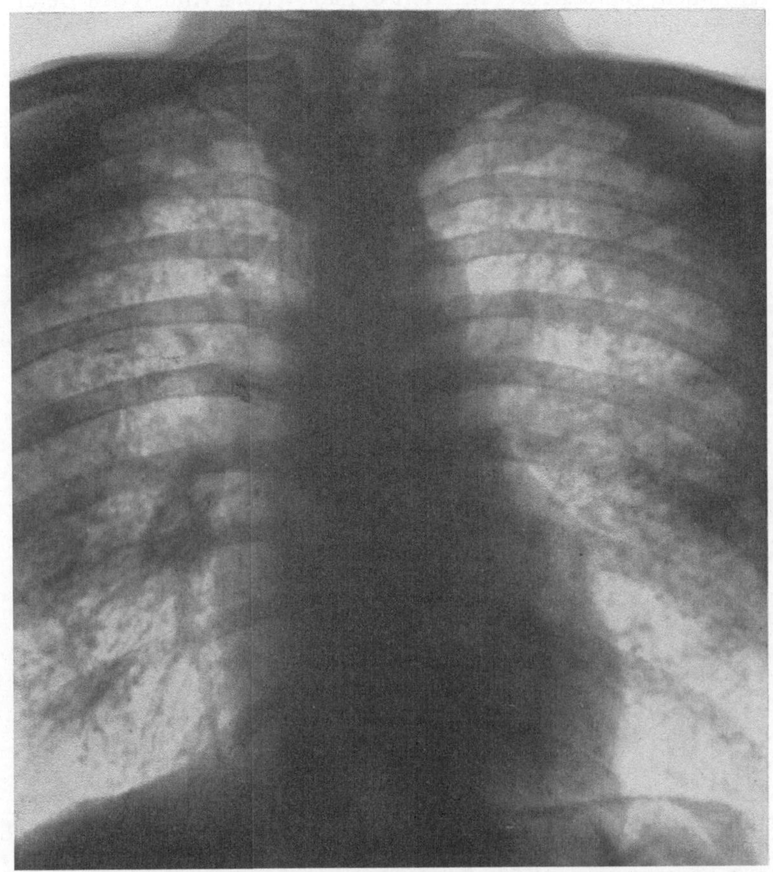

Abb. 6.

Klinischer Befund: Mäßig Emphysem und spärlich grobe Bronchitis ohne sonstige Besonderheit.

Das Röntgenogramm zeigt multipel kleinfleckige, in der Hauptsache relativ weiche Schatten mit deutlicher Begrenzung. Die Hiluszeichnung ist etwas dicht und groß. Wir haben überwiegend die Lungenform der multipel kleinfleckigen Koniose eines Zementarbeiters mit langer Arbeitszeit vor uns.

Es besteht eine gewisse Ähnlichkeit mit manchen kleinfleckigen Porzellankoniosen unter unseren Röntgenogrammen, die hier leider

nicht wiedergegeben werden konnten. Dem relativ geringen Prozentgehalt an SiO_2 — gegenüber der Sandsteinlunge — entsprechen die
geringeren Schattentiefen der Herde.

In meiner Arbeit in den Fortschritten auf dem Gebiete der Röntgenstrahlen, Band XXXVIII, Heft 6, habe ich als Abb. 8 den Befund
eines Steinmetzen in Muschelkalk wiedergegeben. In jenem Bild war

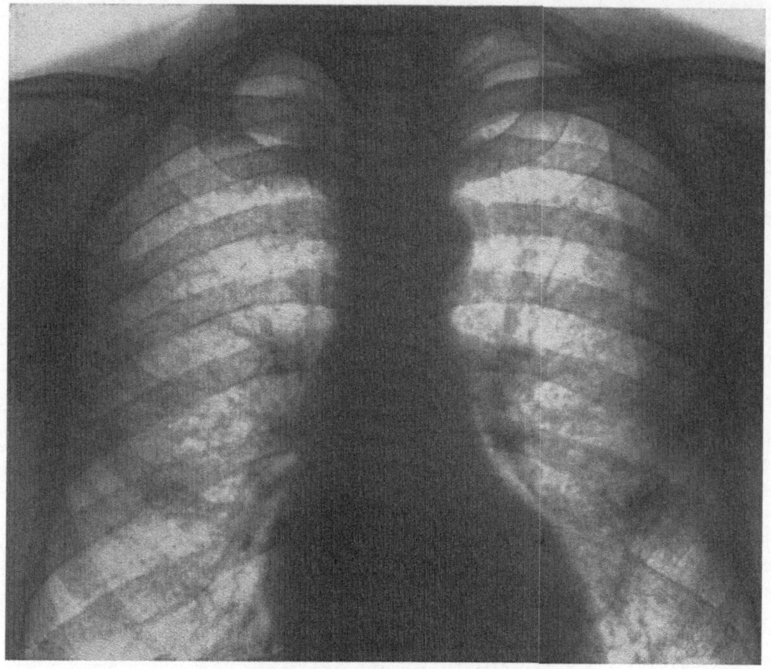

Abb. 7.

neben diffuser Vergrößerung und Verdichtung der Hiluszeichnung
besonders rechts eigenartige Drüsenzeichnung im Hilus beiderseits
zu sehen, die ich verglichen habe mit den Röntgenbildern bestimmter
Gallensteine. In der Lungenperipherie finden sich nur wenige dichte
Herdchen, dagegen eine Anzahl weicher, ziemlich scharf begrenzter,
und eine Hilusauffaserung, die an Dichte und Deutlichkeit über das
Maß normaler Hilusauffaserung hinausging.

Jetzt sei als röntgenologischer Ausdruck der Lungenveränderung bei
einem Kalksteinmetzen Abb. 8 wiedergegeben. Deutlicher noch im Original
als in vorliegender Reproduktion sieht man mäßig zahlreiche, im Schatten
ziemlich weiche — stellenweise härtere — kleinfleckige Herdchen bei vergrößerter und verdichteter Hiluszeichnung insbesondere rechts und Strangverdichtung beiderseits gegen infraklavikular und gegen die rechte Basis. Die Veränderungen sind — verglichen mit den Silikosen — an sich ziemlich uncharakteristisch. Und doch wird man bei differenziell diagnostisch kritischen

Erwägungen, wenn man erst eine größere Anzahl von Bildern von Muschelkalkkoniosen gesehen hat, an diese Form der Veränderungen denken müssen.

Freilich gibt es bei chronischen Bronchitiden — unter Umständen mit kleinen broncho-pneumonischen und atelektatischen Herdchen — anderer Herkunft ähnliche Bilder. Die Entscheidung über die Natur der Veränderungen wird dann an Hand der Anamnese doch den rechten Weg finden.

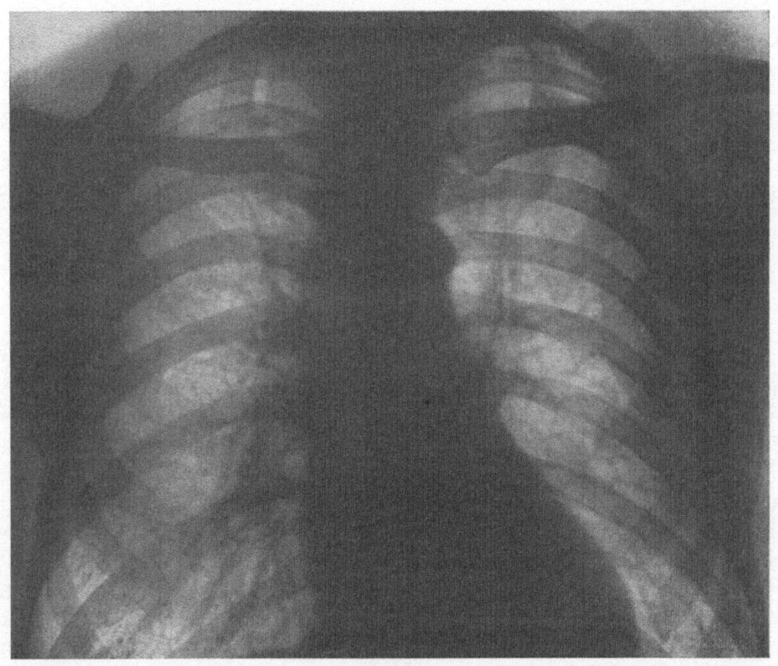

Abb. 8.

Daß zur Entstehung der Koniose bei disponierten Muschelkalksteinmetzen langjährige Beschäftigung in der betreffenden Staubatmosphäre nötig ist, bedarf kaum der Betonung.

Im vorliegenden Bilde des A. Kilian sieht man auch in den Spitzen eine größere Anzahl kleinfleckiger Verdichtungen besonders deutlich angesammelt. Ob hier abgeheilte bzw. alte tuberkulöse Herdchen vorliegen, bleibt eine offene Frage. Für Tuberkulose sprach und spricht in vorliegendem Falle nichts, weder klinisch noch bakteriologisch noch anamnestisch.

Trotzdem: non liquet; ebenso gegenüber der Frage, ob hier direkte Wirkung des Muschelkalkstaubes im Lungenparenchym vorliegt oder nur Auswirkungen chronischer Bronchitiden ins Lungengewebe aszendierenden Typs. Diese Annahme würde die geringe bzw. mangelnde Eigenart der Kalklunge erklären.

Übt das Staubstreuverfahren, welches zum Schutz gegen Schlagwetter und Kohlenstaubexplosionen in den Kohlenbergwerken des rhein.-westfäl. Grubenbezirkes gesetzlich eingeführt ist, einen schädigenden Einfluß auf die Gesundheit der Bergleute aus?

Von Dr. G. Schulte, Recklinghausen

Leiter der Röntgenabteilung des Knappschaftskrankenhauses[1].

M. H.! Der Gesteinstaub, dem eine große Anzahl von Bergarbeitern in den Gruben des rhein.-westf. Industriebezirks bei der Arbeit ausgesetzt sind, muß — wie Sie hier in den letzten beiden Tagen gehört haben — als sehr gefährlich bezeichnet werden. Dieser Gesteinstaub entsteht hauptsächlich beim Bohren des Gesteins und wird deswegen „Bohrstaub" genannt. Der Gesteinstaub, von dem ich Ihnen jetzt berichten will, und der ebenfalls heute im Grubenbetriebe eine große Rolle spielt, wird zur Verhütung von Schlagwetter- und Kohlenstaubexplosionen verwandt. Zur Unterscheidung von dem ersten Staub, dem Bohrstaub, will ich diesen Staub, weil er hauptsächlich in der Grube gestreut wird, wie Sie nachträglich sehen werden, als „Streustaub" bezeichnen.

Als am 1. April 1926 das Gesteinstaub-(Streustaub-)Verfahren zum Schutze gegen Schlagwetter und Kohlenstaubexplosionen gesetzlich verordnet wurde, wurden in Bergarbeiterversammlungen und auch in der Presse Stimmen laut, die vor der Einführung des Verfahrens warnten. Es wurde darauf hingewiesen, daß durch das Verfahren die Bergleute in ihrer Gesundheit schwer geschädigt werden könnten, und daß wahrscheinlich mehr Leute infolge von Staubschädigungen zugrunde gehen würden, als durch Schlagwetter- und Kohlenstaubexplosionen.

Es mußte also in Erkenntnis der Gesundheitsschädlichkeit der verschiedensten Staubarten darauf Bedacht genommen werden, für das Streustaubverfahren nur Staubsorten zuzulassen, deren Harm-

---

[1] Ausführlichere Veröffentlichung in der Monographie „Gewerbestaub und Lungentuberkulose", II. Mitteilung von Jötten und Kortmann.

losigkeit festgestellt war. Vom Ministerium für Handel und Gewerbe (Grubensicherheitsamt) wurde daher eine Spezialärztekommission aufgefordert, verschiedene Staubsorten zu untersuchen und ein Gutachten darüber abzugeben, welche Staubarten unbedenklich zugelassen werden können.

Ehe ich auf diese Untersuchungen und obige gesetzliche Verordnung eingehe, möchte ich das Geschichtliche des Streustaubverfahrens kurz schildern:

Einen Aufsatz vom Ministerialrat Hatzfeld aus der Zeitschrift „Glück Auf" Nr. 44, 1925 entnehme ich folgendes:

Die Untersuchungen über die Kohlenstaubgefahr beginnen etwa um das Jahr 1860. Bis 1880 finden nur Laboratoriumsversuche statt, die wenig Klarheit bringen. In den nächsten Jahrzehnten werden ausgedehnte wissenschaftliche und praktische Untersuchungen vorgenommen, deren Ergebnis ist, daß der Kohlenstaub auch bei Abwesenheit von Schlagwettern selbst entzündlich ist und bei großen Explosionen mitwirkt. In den Jahren 1891—1905 erfolgt die Einführung und Vervollkommnung der Sicherheitslampen und der Sicherheitssprengstoffe. Diese beiden Maßnahmen dienen ausschließlich der Bekämpfung der Schlagwettergefahr. Die Verwendung der Sicherheitssprengstoffe strebt zugleich eine Verhütung der Kohlenstaubentzündungen an. Ferner wird zur Herabsetzung der Entzündlichkeit des Kohlenstaubes die Berieselung (Sprengen mit Wasser) angeordnet.

Die Berieselung ist anfangs nur in der Umgebung von Schußstellen vorgeschrieben, wird aber später auf die ganze Grube ausgedehnt, um der Weitertragung einer eingeleiteten Explosion entgegenzuwirken. Die Streckenberieselung erfordert, um wirksam zu sein, große Wassermengen, die sich schon aus praktischen Erwägungen (Quellen des Gebirges) verbieten. Außerdem nehmen manche Kohlenstaubsorten das Wasser schwer an. Schließlich bleibt die Befeuchtung nur eine gewisse Zeit wirksam, da das Wasser unter dem Einfluß des Wetterzuges bald verdunstet. Es ist daher verständlich, daß die Streckenberieselung die auf sie gesetzten Erwartungen nicht ganz erfüllt hat.

Die ersten Erfahrungen mit der Gesteinstaubstreuung wurden 1887 in England gemacht. Bei einer reinen Kohlenstaubexplosion auf der Altofts-Grube konnten die Sachverständigen feststellen, daß keine der Strecken getroffen war, in denen sich infolge von Zerbröckelung von Nebengestein natürlicher Schieferstaub gebildet hatte. Diese Feststellung gab die Veranlassung, das Staubstreuverfahren zur Bekämpfung der Kohlenstaubexplosionen vorzuschlagen. In den Jahren 1906—1924 fanden in den verschiedenen Ländern eine Anzahl sehr großer Kohlenstaubexplosionen mit vielen Toten statt. Bei der Explosion auf der schlagwetterfreien Grube in Courrières kamen allein 1100 Mann um. Jetzt setzten in allen Ländern die Forschungen stärker ein und führten zu der Erkenntnis, daß zur Einschränkung großer Explosionen, vor allen Dingen die Einführung unbrennbaren Materials, des Gesteinstaubes, als das zweckmäßigste Mittel anzusehen sei. Durch Erlaß der französischen Behörden vom 15. April und 15. Dezember 1912 wurde in Frankreich die Anwendung des Streustaubverfahrens durchgeführt. Seit dieser Zeit ist Frankreich von schweren Grubenunglücken verschont geblieben.

Die Versuche englischer Forscher führten zu Ergebnissen, wie sie von uns zum großen Teil übernommen und in der Bergpolizeiverordnung, auf die ich später zu sprechen komme, niedergelegt sind. Das Streuverfahren selbst, das sich in England allmählich — von den Behörden empfehlend unterstützt — auf eine Reihe von Gruben einführte, wurde vom Jahre 1920 ab durch Verordnung vorgeschrieben. 1924 wurden diese Bestimmungen verschärft. Dabei wurde auch festgelegt, daß kein Streustaub benutzt werden darf, der von dem Minister wegen seiner gesundheitschädlichen Wirkung für die in der Grube beschäftigten Leute verboten worden ist.

In Nordamerika wurde 1913—1918 das Streuverfahren vereinzelt durchgeführt. Von 1919—1923 fand das Verfahren dadurch schnelleren Eingang, daß die Haftpflichtgesellschaft für diejenigen Gruben, die das Streuverfahren durchführten, die Versicherungsgebühr herabsetzten. Heute wird das Streuverfahren von den meisten Bergwerksleitern in Amerika als das beste Mittel zur Bekämpfung der Kohlenstaubexplosionen angesehen.

In Deutschland wurden die ersten Versuchsergebnisse über die Streustaubwirkung im Jahre 1919 veröffentlicht. Daraufhin empfahl der Minister für Handel und Gewerbe durch Erlaß vom 20. Juni 1919, praktische Versuche mit Streustaub im westfälischen Steinkohlengebiet vorzunehmen. Eine Reihe von Zechen ging auch dazu über; größere Ausdehnung nahmen die Versuche aber erst an, als durch Erlaß vom 7. Dezember 1919 diejenigen Gruben, die das Streuverfahren erproben wollten, Erleichterungen von den Vorschriften über die Berieselung erhielten. Als Staub wurde anfangs hauptsächlich Kesselflugasche und in geringerem Maße Tonschieferstaub benutzt.

Zur Klärung der gesundheitlichen Wirkung des Staubes wurde vom Ministerium eine Ärztekommission beauftragt, entsprechende Versuche anzustellen. Diese Versuche führten dazu, daß die Kesselflugasche allmählich verlassen wurde und der Tonschieferstaub immer mehr Anwendung fand. Durch Verfügung vom 21. September 1921 gab das Oberbergamt Dortmund Richtlinien für die Durchführung des Streuverfahrens heraus. Jedoch beschränkte sich die Bergbehörde auf einen rein empfehlenden Hinweis. Ende 1922 wurde dann die Abriegelung der Wetterabteilungen und der Aus- und Vorrichtungsbetriebe mit Streustaubsperren auf denjenigen Schachtanlagen gefordert, die wegen ihres Kohlenstaubes zu Bedenken Anlaß gaben. Als sich 1925 bei einzelnen Grubenexplosionen das Streuverfahren glänzend bewährte, wurde es durch Polizeiverordnung vom 1. April 1926 für die kohlenstaubgefährlichen Gruben des Oberbergamts Dortmund allgemein vorgeschrieben.

Einige der wichtigsten Vorschriften der Bergpolizeiverordnung über die „Anwendung von Gesteinstaub (Streustaub) zum Schutze gegen Schlagwetter und Kohlenstaubexplosionen" seien hier kurz angeführt:

Das Streuverfahren muß in allen Gruben, in denen Flöze mit gefährlichem Kohlenstaub abgebaut werden, Anwendung finden, wobei als gefährlich der Kohlenstaub gilt, der im frischem Zustande mehr als 12 Gewichtsprozente flüchtiger Bestandteile enthält. Für die Durchführung des Verfahrens werden in erster Linie die Schaffung sog. Gesteinstaubsperren und die Staubstreuung vorgeschrieben.

Bei den Gesteinstaubsperren — von den Franzosen als arrêts barrages bezeichnet und zuerst angewandt — handelt es sich um Anhäufung von Staub in großer Menge auf frei im Streckenquerschnitt der Grube angebrachten Kisten. Bei Explosionen soll der Luftstoß die Kisten umwerfen und die Explosionsflamme soll in dem aufgewirbelten Staub erlöschen.

Für die Streuung lautet die Bestimmung, daß Staub überall dort hinzubringen ist, wo sich Kohlenstaub ablagert. Dies geschieht praktisch durch Handstreuung oder mechanisch durch Preßluftstreuung. Die Streuung muß so stark sein und so oft wiederholt werden, daß auf dem ganzen Umfang der einzustaubenden Strecke das abgelagerte Staubgemenge nicht mehr als 50 Gewichtsprozente brennbare Bestandteile enthält.

Für den Staub selbst werden folgende Forderungen festgelegt:
Gesteinstaub im Sinne der Bergpolizeiverordnung ist jeder Staub, der

1. vollständig durch das Drahtgewebe des Wetterlampenkorbes, (144 Maschen-qcm), außerdem
2. mit mindestens 50 Gewichtsprozenten durch das Drahtgewebe Nr. 80 des genormten deutschen Siebes (6400 Maschen-qcm) hindurchgeht, ferner
3. nicht mehr als 20% brennbare Bestandteile enthält,
4. in der Grube flugfähig bleibt und
5. von dem Oberbergamt als unschädlich für die Gesundheit der Bergleute zugelassen wird.

Wünscht eine Zeche eine bestimmte Staubsorte zu verwenden, so muß ein vorgeschriebenes Antragsformular, das eine große Anzahl Fragen, die sich auf den zu untersuchenden Staub beziehen, enthält, ausgefüllt und mit einer Staubprobe dem Institut für Hygiene und Bakteriologie in Gelsenkirchen zugeschickt werden. Hier wird festgestellt, ob in gesundheitlicher Beziehung gegen die Verwendung der Staubsorte Bedenken bestehen oder nicht, und dies wird dem Oberbergamt mitgeteilt. Werden nur geringe Bedenken geäußert, so lehnt das Oberbergamt die Zulassung des Staubes ab.

Die Staubuntersuchung im Institut für Hygiene und Bakteriologie in Gelsenkirchen gestaltet sich folgendermaßen[1]:

Zunächst wird eine physikalische Untersuchung vorgenommen, die die Farbe, Beschaffenheit, Flugfähigkeit, Durchsiebbarkeit und das spezifische Gewicht berücksichtigt. Bezüglich der Beschaffenheit wird unter anderen festgestellt, welchen Eindruck der Staub beim Zerreiben zwischen den Fingern, zwischen Glasplatten, zwischen Hals einer Glasflasche und dem eingeschliffenen Glasstopfen und zwischen den Zähnen macht.

Die Flugfähigkeit wird in trockenem Zustande und nach siebentägiger Lagerung über Wasser geprüft.

Die chemische Untersuchung erfolgt qualitativ und soweit es möglich ist, quantitativ auf folgende Bestandteile:

Zusammensetzung:

Kieselsäure	Chromoxyd	Phosphorsäure
Tonerde	Bariumoxyd	Schwefelwasserstoffsäure
Eisenoxyd	Arsen	Blausäure
Titandioxyd	Blei	Kohlensäure
Kalk	Quecksilber	Feuchtigkeit und chem. geb.
Magnesia	Kupfer	Wasser
Alkalioxyd	Salzsäure	
Löslichkeit in Salzsäure	Schwefelsäure	Organische Substanz
Manganoxyd	Salpetersäure	Reaktion des wäßrigen Auszuges

Ferner wird noch der Feuchtigkeitsgehalt, die Hygroskopizität nach 24stündiger und nach 7tägiger Lagerung über Wasser bei 25° C, die Zusammenballung in lufttrockenem Zustand und nach 7tägiger Lagerung über Wasser untersucht.

Dann schließt sich eine mikroskopische und mikrophotographische Untersuchung an.

Zuletzt wird der Tierversuch — meistens an Meerschweinchen — angestellt.

Die Tiere werden in einem besonderen Apparat während eines längeren Zeitraumes täglich starker Staubinhalation ausgesetzt. Die pathologisch-anatomische Untersuchung der gestorbenen oder getöteten Tiere wird im pathologischen Institut der Universität Bonn vorgenommen. Anschließend wird im hygienischen Institut in Gelsenkirchen ein Schlußgutachten erstattet.

Aus den gesamten Untersuchungsresultaten wird dann das Endurteil gebildet und dies dem Oberbergamt mitgeteilt.

Ich möchte noch kurz erwähnen, daß auch Tierversuche in den Gruben selbst vorgenommen wurden. In dem von der Ärztekom-

---

[1] Diese Angaben verdanke ich der Liebenswürdigkeit des Direktors des Instituts für Hygiene und Bakteriologie in Gelsenkirchen, Herrn Prof. Hayo Bruns, dem ich an dieser Stelle meinen besten Dank dafür ausspreche.

mission, dem Ministerium für Handel und Gewerbe erstatteten Gutachten finden sich folgende Angaben:

Auf 3 Zechen mit Vollstreuung wurden in stark staubenden Betrieben 10 Hunde, 20 Kaninchen und rund 100 Meerschweinchen ausgesetzt. Die Versuche, die auf 2 Zechen zweimal je $1/_2$ Jahr und auf einer Zeche $1/_2$ Jahr durchgeführt wurden, gestalteten sich sehr schwierig, weil die ausreichende Kontrolle der Pflege und Fütterung oft kaum möglich war. An allen Stellen, an denen Tiere ausgesetzt waren, wurden wiederholt quantitative Bestimmungen des Staubgehaltes der Luft ausgeführt. Diese Untersuchungen ergaben — trotz erheblicher örtlicher und zeitlicher Schwankungen — mit Sicherheit, daß die Tiere nicht annähernd die Staubmengen erhielten wie in den Laboratoriumsversuchen. Die Hunde und Kaninchen haben an allen Stellen das Aussetzen gut vertragen. Es war aber oft nicht möglich, die Tiere zur Sektion zu bekommen, weil entweder aus Anhänglichkeit oder bei Kaninchen wegen des Wunsches nach einem guten Braten die Tiere von den Arbeitern mit nach Hause genommen wurden. Das Sterben der Meerschweinchen, das meist innerhalb weniger Monate erfolgte, mußte auf ungenügende Pflege zurückgeführt werden, da festgestellt werden konnte, daß die Tiere an manchen Tagen, besonders Sonntags, ohne Fütterung gelassen wurden. Die im pathologischen Universitätsinstitut in Bonn durch Prof. Ceelen ausgeführten Untersuchungen der Organe dieser Tiere ergaben, daß keinerlei besondere Reizerscheinungen durch Staub vorlagen.

Das Schlußurteil über diese Tierversuche lautete dahin, daß der Eindruck erheblicher gesundheitlicher Schädigungen nicht gewonnen werden konnte.

Sie haben gelegentlich dieser Tagung von Herrn Prof. Jötten gehört, daß er bei Kaninchen doch erheblichere Schädigungen durch Inhalation von Streustaub hat feststellen können. Es wäre nachzuprüfen, ob es sich bei diesen Versuchen vielleicht um einen ungünstigen Staub mit ziemlich rohem Gehalt an freier Kieselsäure, und ob es sich vielleicht um besonders empfängliche Kaninchen gehandelt hat.

Bei den Untersuchungen des Staubes hinsichtlich der Gesundheitsschädigung wird besonderer Wert auf die Feststellung der Beschaffenheit — Größe, Härte und Scharfkantigkeit der kleinsten Teilchen — und des Gehaltes an Kieselsäure gelegt, weil diese beiden Momente als die Hauptursache für die Entstehung der Pneumokoniosen durch Bohrstaub angesprochen werden.

Deswegen möchte ich hierauf etwas näher eingehen.

Auf die Gefahren durch Härte und Scharfkantigkeit der feinen Staubteilchen finden wir in dem ausgedehnten Schrifttum über Staubkrankheiten sehr viele Hinweise. So schreibt z. B. Thiele in dem Buch „von Thiele und Saupe“:

„Die Staublungenerkrankung (Pneumokoniose) der Sandsteinarbeiter“: „Mikroskopisch besteht der Sandstein aus feinstem scharfen

Quarzsplitterchen. Es kann gar kein Zweifel darüber bestehen, daß die Morphologie des Steinstaubes ausschlaggebend für die Beurteilung seiner Wirksamkeit auf die Gesundheit ist usw."

Andere Autoren erwähnen, daß durch die Scharfkantigkeit des Staubes mechanische Läsionen in der Lunge gesetzt werden, welche zu Entzündungen und Bindegewebsbildungen führen und so die Ansiedlung von Tuberkelbazillen begünstigen.

Demgegenüber lehnen andere Autoren die Entstehung von Schädigungen durch Härte und Scharfkantigkeit des Staubes weitgehend ab.

Mavrogordato schreibt, daß betr. Gesundheitsschädigungen des Staubes die Härte und Schärfe der Kanten nur in historischem Interesse hätten. Fast gleicher Ansicht sind Middleton und Clark und Simmons — auf Grund ihrer Untersuchungen an Schleifern. Sie konnten feststellen, daß bei den auf Kunststein schleifenden Arbeitern fast nie Lungenfibrose auftrat, während dieselbe sich bei den Gesteinsschleifern sehr häufig entwickelte, trotzdem beide Arbeitergruppen gleich große Staubmengen einatmeten. Diese Autoren schließen daraus, daß die Härte und Scharfkantigkeit nicht die Ursache der Schädigung sein kann, weil der Staub der Kunstschleifemittel sehr viel solcher Teilchen enthält. Sie glauben vielmehr, daß dem Gehalt an freier Kieselsäure, die beim Sandstein ziemlich hoch ist, die Schuld zugesprochen werden müsse. (Zu erwähnen ist hier, daß bei den Kunstschleifern zwar keine Fibrose und Tuberkulose, aber häufig Lungenentzündungen auftraten.)

Betr. der gesundheitsschädlichen Wirkung der Kieselsäure kann ich mitteilen, daß sich fast alle Forscher darin einig sind, daß Staubarten mit einem hohen Gehalt an reiner kristallischer Kieselsäure als sehr gesundheitsschädlich bezeichnet werden müssen.

Die Frage, warum gerade die freie Kieselsäure so besonders gefährlich ist, ist noch nicht einheitlich geklärt.

Sie haben von Herrn Prof. Dr. Schridde die anatomisch-pathologisch nachweisbaren Veränderungen demonstriert bekommen. Dennoch möchte ich die Ansicht von Mavrogordato, die viel zitiert wird, kurz anführen. Danach wird der eingeatmete Staub von Phagozyten, auch Staubzellen genannt, die höchstwahrscheinlich von den Endothelzellen der Blut- und Lymphgefäße abstammen, aufgenommen. Wenn es sich um Kohlenstaub handelt, sterben die Zellen rasch ab und Staubmassen werden an der Oberfläche der Alveolarwände sichtbar. Die Entfernung aus der Lunge geschieht entweder durch die Bronchien in Pfropfen von Schleim oder durch die Lymphgefäße.

Zellen, die Kieselsäure enthalten, sterben nicht ab und werden von Körpersäften weder verdaut noch vernichtet. Die Zellen ballen sich zusammen, ähnlich denen, die bei der Tuberkulose gefunden werden (Pseudotuberkel). Sobald die Zellenmassen die lymphatischen Bahnen erreichen, werden sie nicht alle fortgeschwemmt, sondern sie häufen sich an und blockieren die Lymphgefäße. Allmählich setzt dann eine Verschmelzung der Zellen und eine Umwandlung in fibröses Gewebe ein (Narbengewebe). Die Blutgefäße werden von fibrösem Gewebe umgeben, oft von Zellen verstopft und schließlich mit fibrösem Gewebe ausgefüllt.

Mavrogordato kommt zu folgenden Schlußfolgerungen über die Gefährlichkeit eines Staubes:

Staubarten, die Unheil anrichten, sind Staubarten, die sich anhäufen.

Staubarten, die ausgestoßen werden, sind Staubarten, die eine starke Initialreaktion mit erheblicher Schädigung des Epithels verursachen.

Staubarten, die sich anhäufen, verursachen keine so starke Initialreaktion, da durch sie viel weniger Epithelien absterben.

Staubarten, die eine Initialreaktion verursachen, haben die Tendenz, den trägeren Staub mit sich hinauszunehmen.

Zu der letzten Feststellung kommt Mavrogordato auf Grund folgender Versuchsarten. Die Schädigungen durch Einatmung von kieselsäurehaltigem Staub waren geringer, wenn eine Vermischung mit Kohlenstaub vorgenommen wurde. Mavrogordato glaubt, daß infolge der durch Kohlenstaub verursachten heftigen katarrhalischen Reaktion der gefährliche Staub mit dem Schleim herausbefördert wird.

Der günstige Einfluß des Kohlenstaubes zur Vermeidung einer Kieselsäurelunge ist auch von anderen Forschern festgestellt worden. So machte z. B. Haldane (1918) auf Grund seiner Versuche den Vorschlag, im Interesse der Gesundheit der Bergleute die Goldgruben mit Kohle zu bestäuben. Carleston schreibt, daß man vielleicht auch die Kohlenbestäubung in anderen Gewerben, welche mit Einatmen von Feuersteinstaub verbunden seien, anwenden könne.

Im Gegensatz zur reinen kristallisierten Kieselsäure wird der amorphen Kieselsäure und gewissen Kieselsäureverbindungen eine relative Ungefährlichkeit zugesprochen.

Aber auch die freie Kieselsäure scheint unter besonderen Bedingungen ihre Gefährlichkeit einzubüßen. In England hat man schon lange Zeit zum Einstäuben der Gruben unter anderem einen Tonschieferstaub benutzt, der 70% Gesamtkieselsäure und 35% freie Kieselsäure enthielt, ohne daß durch die Einatmung derselben eine besondere Gesundheitsschädigung nachgewiesen werden konnte. Haldane glaubt auf Grund seiner Erfahrungen an Menschen, daß die freie Kieselsäure, wenn sie wie im Schiefer und in verschiedenen anderen Gesteinsarten von anderem nicht kristallinischen Material begleitet ist, zusammen mit dem nicht kristallinischen Material aus der Lunge ausgeschieden und unschädlich gemacht wird. Auf die Abhängigkeit der Größe der Staubteilchen von der Gefährlichkeit will ich nicht näher eingehen.

Sie haben gehört, daß weder die größten noch die kleinsten Teilchen die gefährlichsten sind, sondern diejenigen in der Größe von $^1/_2$—2 μ im Durchmesser. Telecki weist darauf hin, daß die Stäubchen in dieser Größe bei gewöhnlicher Innenbeleuchtung nicht sichtbar sind und die Gefährlichkeit deswegen nach dem bloßen Augenschein nicht beurteilt werden kann. Es müßten also Staubuntersuchungen der Luft vorgenommen werden. Für diesen Zweck gibt es bereits eine große Anzahl von Apparaten, die von Herrn Prof. Dr. Jötten hier besprochen worden sind.

In den Gruben des Ruhrbezirks werden folgende Staubarten nach vorausgegangener Prüfung zum Einstäuben benutzt:

Tonschieferstaub in verschiedener Zusammensetzung, Tonmehl, Flugstaub, Kalksteinmehl und Lehmstaub.

Die Zechen stellen sich den Staub in besonderen Mahlanlagen zum Teil selbst her, zum Teil beziehen sie ihn von Firmen, die sich mit der Herstellung des Staubes befassen.

Als Rohmaterial für den am meisten versandten Tonschieferstaub dient Tonschieferstein, der in den Kohlengruben selbst gewonnen wird.

Die Untersuchungen an den Bergleuten selbst zur Klärung der Frage, ob dem Streustaub eine gesundheitsschädigende Wirkung zugesprochen werden muß, begannen im Jahre 1926.

Von der Ruhrknappschaft wurden vier örtlich getrenntliegende Untersuchungsstellen beauftragt, diese Untersuchungen vorzunehmen. Es wurde folgende Organisation getroffen:

Für jeden Untersuchten wurde eine besondere Mappe angelegt, in der sowohl die bei jeder Untersuchung angefertigten Röntgenbilder der Lunge, wie auch die auf besonderem Formular festgelegten Untersuchungsergebnisse gesammelt und aufbewahrt werden. Auf diese Weise hat man jederzeit das gesamte Material des in Kontrolle stehenden Bergmanns für Vergleichszwecke bei den Untersuchungen zur Hand.

Zunächst wurden den Untersuchungsstellen vom Oberbergamt eine größere Zahl von Einstaubern — d. h. Arbeitern, die das Streuen des Staubes in der Grube vornehmen — überwiesen. Bei der Untersuchung zeigte es sich nun, daß eine große Zahl dieser Arbeiter für die Klärung der gestellten Frage ungeeignet waren. Die Zechen hatten als Einstäuber zum großen Teil ältere Bergleute, von denen eine Anzahl schon Bergrentner waren, angestellt, weil das Einstauben als leichte Arbeit angesehen wurde. Bei diesen Arbeitern, die zum Teil schon lange Jahre in der Grube als Kohlenhauer und vielfach auch als Gesteinshauer gearbeitet hatten, fanden sich schon mehr oder minder hochgradige Lungenveränderungen im Röntgenbild, so daß es unmöglich erscheinen mußte, evtl. später durch Streustaub noch hinzukommende Veränderungen davon abzutrennen.

Daraufhin gab die Bergbehörde einer Anzahl von Zechen Anweisung, junge Bergleute als Einstauber zu beschäftigen und diese den

Untersuchungsstellen auf Anforderung in bestimmten Abständen zu-
zuschicken.

Ferner wurde bei einer späteren gemeinsamen Besprechung
zwischen Vertretern des Oberbergamtes und den in Frage kommenden
Ärzten der Untersuchungsstellen eine Einigung dahin erzielt, eine
weitere Anzahl junger Bergleute von dem Arbeitsbeginn in der Grube
an in bestimmten Abständen regelmäßig nachzuuntersuchen. Diese
Arbeiter sollten nicht nach bestimmten Richtlinien beschäftigt werden,
sondern sollten die gewöhnliche Laufbahn der Bergarbeiter durch-
machen, und nur bei den Untersuchungen sollte die jeweilig verrichtete
Arbeit registriert und verwertet werden. Auf diese Weise stehen jetzt
rund 300 geeignete Bergleute — 150 ältere und 150 jüngere — in
dauernder Kontrolle.

Je nach der Beschäftigung finden die Nachuntersuchungen aller
1, 2 oder 3 Jahre statt.

In den wenigen Jahren seit Beginn unserer Untersuchungen
konnte — wie es zu erwarten war — ein verwertbares Ergebnis über
die Einwirkungen des Staubes nicht erzielt werden.

Ein irgendwie gesundheitsschädigender Einfluß des Streustaubes
wurde bei den Untersuchungen der Grubenarbeiter bisher nicht festgestellt.

Um aber doch möglichst bald zu einem Urteil über evtl. Einwirkungen des Staubes auf die Gesundheit der Arbeiter zu kommen,
wurden die Untersuchungen — ebenfalls seit 1926 — auf die Arbeiter
in den Staubmühlen ausgedehnt. In diesen Staubmühlen, in denen
man für die Gruben verwendeten Streustaub herstellt, wird zum
Teil schon sehr viel länger Tonschiefer zur Herstellung von Ziegel-
steinen, zu Staub gemahlen. Der letztere Staub, der gepreßt, geformt
und gebrannt wird, wird zwar nicht so fein gemahlen wie der Streustaub, aber es entsteht doch beim Mahlen zum Teil eine so starke
Staubwolke, daß die Arbeiter, wie in einer leichten Nebelschicht zu
stehen scheinen, und daß bei ihnen Gesicht, Hände und Kleidung
stark mit Staub bedeckt werden. Es ist kein Zweifel, daß von diesem
Staub ständig sehr viel eingeatmet wird.

Durch Erfassen der Arbeiter in den Staubmühlen bekamen wir
Leute zur Untersuchung, die bis zu 15 Jahren in den Mühlen beschäftigt waren und in dieser Zeit etwa 10 Jahre gröberen Staub für
Ziegel und feineren Staub für Streuzwecke gemahlen hatten. Diese
Arbeiter waren weiterhin für die Untersuchung deswegen besonders
geeignet, weil sie nie in der Grube gearbeitet hatten und die Lungen
infolgedessen im wesentlichen frei von Kohlen- und Sandsteinstaub
waren. Wir konnten also die reine Einwirkung des Tonschieferstaubes
studieren.

Das Untersuchungsergebnis bei den Staubmühlenarbeitern war
folgendes: Die große Mehrzahl dieser Arbeiter zeigte gar keine Staubschäden der Lunge, trotzdem sie — wie örtliche Besichtigungen er-

gaben — in starkstaubenden Betrieben viele Jahre gearbeitet hatten und zweiffellos große Staubmengen eingeatmet haben mußten. Vereinzelte Arbeiter ließen ganz leichte Staubveränderungen in den Lungen erkennen. Diese leichten Staubveränderungen, die nur in einem einzelnen Falle fast einen mittleren Grad angenommen hatten, fand ich bei den Staubmühlenarbeitern, die mit Mischen von gröberem und feinem Staub und mit dem Verladen des Staubes für den Transport nach anderen Zechen beschäftigt waren. Bei diesen Arbeiten wird anscheinend besonders viel Staub aufgewirbelt. Vielleicht hat es sich hier auch um einen Staub mit größerem Prozentsatz an freier Kieselsäure gehandelt.

Die Untersuchungen an den Staubmühlenarbeitern werden ebenfalls fortgesetzt. Für die Zukunft können allerdings nicht mehr so eindeutige Ergebnisse aus den Untersuchungen erzielt werden, da einerseits auch für diese Arbeiter vielfach Staubmasken eingeführt sind und andererseits die Zechen in den letzten Jahren Maßnahmen getroffen haben, welche die Staubentwicklung hochgradig eingeschränkt haben. Auf einzelnen Zechen sind die Verbesserungen bereits so weit gediehen, daß kaum noch eine Staubentwicklung in den Mühlen vorhanden ist, so daß die Untersuchungen der Arbeiter aus diesen Betrieben für unsere Zwecke nicht mehr in Frage kommen. Dadurch ist die Zahl der in Kontrolle stehenden Staubmühlenarbeiter bereits um 20 zurückgegangen, so daß für die Folgezeit noch 45 Arbeiter dieser Kategorie in Beobachtung bleiben.

Wenn ich heute schon auf Grund unserer Untersuchungen ein vorläufiges Urteil in der Frage abgeben darf, ob der Streustaub einen gesundheitsschädlichen Einfluß ausübt, so möchte ich mich dahin äußern:

Die in Gruben des rhein.-westf. Grubenbezirkes für das Steinstaubverfahren zur Vermeidung von Explosionen verwendeten Staubsorten sind trotz ihres zum Teil hohen Kieselsäuregehaltes, der bis zu 70% Gesamtkieselsäure und 30% freie Kieselsäure bei einzelnen Staubsorten beträgt, weitgehend ungefährlich. Wenn dieser Staub für sehr lange Zeit in starker Konzentration eingeatmet wird, können Staubveränderungen in der Lunge entstehen, die aber anscheinend immer nur leichterer Art sind und nie den Grad erreichen, wie er durch längeres Einatmen von Bohrstaub entstehen kann. Letztere Beobachtung wurde nur bei Arbeitern gemacht, die in den Staubmühlen den Staub in seiner reinen Form eingeatmet hatten.

In den Bergwerken wird der Streustaub selten in der reinen Form, sondern meist mit Kohlenstaub gemischt, eingeatmet. Wenn sich die obenerwähnte Ansicht, daß Kohlenstaub einen günstigen Einfluß ausübt, und die Entstehung einer Staublunge zum Teil verhütet, bewahrheitet, so ist zu erwarten, daß sich bei den Grubenarbeitern noch geringere Staubschäden einstellen werden, als bei den Arbeitern in den Staubmühlen.

Es ist selbstverständlich dringend erforderlich, auch weiterhin Untersuchungen, wie sie im rhein.-westf. Grubenbezirk begonnen sind, vorzunehmen, um evtl. noch auftretende Gesundheitsschädigungen durch Streustaub kennen und vermeiden zu lernen. — Ein endgültiges Resultat in dieser wichtigen Frage ist erst in 10 bis 20 Jahren zu erwarten.

Es läßt sich aber heute schon mit allergrößter Wahrscheinlichkeit sagen, daß die Schäden durch den Staub im schlimmsten Falle gering sein werden, und daß das Steinstaubverfahren, das sich zur Vermeidung der verheerenden Kohlenstaubexplosionen bereits bewährt hat, aus gesundheitlichen Rücksichten nicht wieder aufgegeben zu werden braucht, da sein Nutzen stets erheblich größer als seinSchaden sein wird.

Es werden eine Anzahl Bilder projiziert, die das Staubstreuverfahren demonstrieren.

Staublunge und Tuberkulose.

Von Prof. A. BÖHME - Bochum[1].

Wenn schon über die Frage der Wirkung des Staubes auf die
Lungen des Menschen erhebliche Meinungsverschiedenheiten bestehen, so gilt dies in noch viel höherem Maße für die Beziehungen
zwischen Staubschädigung und Tuberkulose. Man wird hierüber
nicht erstaunt sein dürfen; handelt es sich doch um ein Gebiet, dessen
große praktische Bedeutung erst im Laufe des letzten Jahrzehntes
voll gewürdigt worden ist. Während früher die Staublunge als ein
seltenes Krankheitsbild angesehen wurde, wissen wir heute, nach Einführung der Röntgendiagnostik, daß sie in gewissen stärkerer Staubeinwirkung ausgesetzten Berufen eine häufige Erkrankung ist. Aber
wir wissen weiter, daß unsere Erkenntnisse auf diesem Gebiete noch
im Werden begriffen sind und daß jedes Jahr uns neue Aufschlüsse
bringt, die teils unsere bisherigen Anschauungen bestätigen, teils uns
zu Änderungen unserer Ansichten zwingen. So wird es vielleicht
zweckmäßig sein, uns Klarheit darüber zu verschaffen, in welchen
Punkten bereits eine Übereinstimmung der Ansichten eingetreten
ist, in welchen Gegensätze bestehen und auf welche Tatsachen diese
gegensätzlichen Ansichten gegründet sind.

Es besteht heute volle Übereinstimmung darüber, daß in den Berufen, die mit der Einatmung quarzhaltigen Staubes verbunden sind,
so bei den Arbeitern in Sandsteinbrüchen, den Steinmetzen, den
Stahlschleifern, den Gesteinshauern in Bergwerken, einem Teil der
Porzellanarbeiter, den Schamottearbeitern, sich nach jahrelanger Einwirkung des Staubes auf die Lungen in diesen indurative Veränderungen ausbilden können, die zuerst in Form feiner strangförmiger
Verdichtungen der Blutgefäß- und Bronchialwandungen, Vergrößerung der Lungenwurzeldrüsen und Bildung kleiner derber Knötchen
auftreten, im weiteren Verlauf zu großen derben Schwielen in der
Lunge führen, durch die schließlich die Lunge in ihrer Tätigkeit als
Atmungsorgan schwer geschädigt wird. Diesen anatomischen Veränderungen entspricht ein charakteristisches Röntgenbild (Vermehrung der Lungenzeichnung, Zunahme der Lungenwurzelschatten
und feine Fleckung der Lungenfelder), das die Feststellung von Staub-

---

[1] Ausführliche Veröffentlichung an anderer Stelle.

veränderungen der Lungen bereits zu einer Zeit ermöglicht, wo Krankheitserscheinungen noch nicht sich geltend machen. In späteren Stadien, in denen auch klinische Krankheitserscheinungen mehr und mehr hervortreten, zeigt das Röntgenbild neben den früheren Veränderungen ausgedehnte zusammenhängende Verschattungen der Lungenfelder.

Da die geschilderten Veränderungen sich im wesentlichen nach der Einatmung von solchem Staub entwickeln, der Quarz (Siliziumdioxyd) in größerer Menge enthält, so erscheint die Bezeichnung Silikosis, die auch in unsere gesetzlichen Verordnungen übernommen ist, dafür berechtigt.

Nicht völlig geklärt ist die Frage, ob nur der Quarzstaub solche Veränderungen hervorrufen kann. Im Tierversuch werden geringgradige Indurationen der Lunge auch durch Einatmung von anderen Staubarten, z. B. Ruß, hervorgerufen, und auch bei Kohlenhauern sind leichte Staubveränderungen der Lungen röntgenologisch wie anatomisch nachgewiesen worden. Es ist allerdings bei den Kohlenhauern kaum auszuschließen, daß nicht der Kohlenstoff an sich, sondern ein der Kohle beigemengter Quarzgehalt oder Quarzstaub aus der Umgebung diese Veränderungen ausgelöst hat. Andere quarzfreie mineralische Staubarten, wie z. B. Kalkstein, ferner die pflanzlichen Staubarten entfalten eine solche zur Lungeninduration führende Wirkung nicht, selbst dann nicht, wenn sie schädigend auf die Luftröhrenschleimhäute einwirken. Die freie Kieselsäure, wie sie etwa im Sandstein und Quarzit vorhanden ist, wirkt stärker schädigend als die in Form von Silikaten gebundene Kieselsäure. Chemische Untersuchungen, die auf meine Veranlassung Herr Dr. Weinstein, Bochum, nach einem von ihm ausgearbeiteten Verfahren an Lungenteilen verstorbener Gesteinshauer ausgeführt hat, zeigen, wie die Stärke der Lungenverdichtungen von dem Gehalt an Quarz abhängig ist (s. Tabelle 1).

Tabelle 1. Prozentischer Gehalt
des Lungengewebes an Quarz.

Lunge	Stark verdichtetes Lungengewebe	Geringe Verdichtung	Keine Verdichtung
1	0,73	—	0,21
2	1,36	—	0,22
3	2,28	0,35	—
4	0,99	0,71	—
5	0,58	0,39	—
6	0,43	0,32	0,20

Dem höheren Quarzgehalt entspricht jedesmal die stärkere Lungenverdichtung. Aus der Tabelle geht gleichzeitig hervor, daß sich eine Staubverdichtung nur in den Fällen entwickelt hat, wo der Quarzgehalt des befallenen Lungenabschnittes mindestens 0,3% betrug.

Der Gehalt des Lungengewebes an Kohlenstaub schwankt innerhalb weiter Grenzen. Es ist beachtenswert, daß man die größten Kohlenstaubwerte nicht bei Kohlenhauern, sondern bei Gesteinshauern im Kohlenbergwerk findet. Augenscheinlich begünstigen die durch den Quarzstaub gesetzten Verdichtungen des Lungengewebes eine starke sekundäre Kohlenstaubablagerung.

Meinungsverschiedenheiten bestehen darüber, ob die physikalische Beschaffenheit des quarzhaltigen Staubes, seine Härte und Scharfkantigkeit die Ursache der Lungenverdichtungen ist, oder ob der Quarzstaub infolge einer langsamen Lösung in den alkalischen Gewebssäften auf chemischem Wege seine Reizwirkung entfaltet. Die Scharfkantigkeit allein darf jedenfalls kaum als Ursache der Gewebsveränderungen betrachtet werden, da andere, ebenso scharfkantige Staubarten — wie Steinkohlenstaub — höchstens eine ganz geringe indurative Wirkung auf die Lunge entfalten.

Ebenso wie es feststeht, daß quarzhaltiger Staub für sich allein zu Verdichtungserscheinungen in der menschlichen Lunge führen kann, stimmen auch die Beobachtungen darin überein, daß in vielen von der Staublunge heimgesuchten Berufen die Tuberkulose gehäuft auftritt, und die Beobachtung zeigt weiter, daß gerade von den Leuten, bei denen Staubveränderungen festgestellt werden konnten, sich später ein erheblicher Teil als tuberkulös erweist. Schroff gegenüber stehen sich aber noch die Meinungen hinsichtlich des Zeitpunktes, in dem bei der Staublunge die Tuberkulose ihre krankmachende Wirkung entfaltet, und des Anteils, den sie an dem Bilde der Stauberkrankung trägt. Die südafrikanischen Forscher, deutscherseits Ickert und Huebschmann, nehmen an, daß der Tuberkelbazillus bereits sehr frühzeitig sich zu der Wirkung des Staubes hinzugesellt und daß alle über das Stadium der feinen Knotenbildung hinausgehenden Veränderungen, vor allem also die ausgedehnten massiven Verdichtungen des Lungengewebes, auf der Mitwirkung des Tuberkelbazillus beruhen. Sie bringen für diese Ansicht anatomische Belege und weisen auf die Tatsache hin, daß die einmal in Erscheinung getretenen Veränderungen der Lungen auch nach Aussetzen der Arbeit sehr häufig die Neigung zum Fortschreiten zeigen. Demgegenüber vertreten die meisten deutschen und englischen Untersucher die Ansicht, daß zwar die Tuberkulose sich außerordentlich häufig mit den Staubveränderungen verbindet, daß aber auch der quarzhaltige Staub für sich allein zu den schwersten und ausgedehntesten Lungenverdichtungen führen kann und daß diese reinen Staubveränderungen auch nach Aussetzen des Berufes infolge der schädlichen Wirkung des in der Lunge einmal abgelagerten Quarzstaubes fortschreiten können. Meine eigenen Beobachtungen sprechen ebenfalls zugunsten dieser Ansicht. Von 31 zur Sektion gekommenen Kranken mit Staubveränderungen wiesen 17 eine gleichzeitige aktive Tuberkulose auf, und zwar entfielen auf 18 schwere Staublungen 12 Fälle von gleichzeitiger Tuberkulose (67 %), auf 13 Lungen mit leichten Staubveränderungen 5 aktive Tuberkulosen. Für die sorgfältige Ausführung der Sektionen bin ich den Herren Prof. Wilke, Schridde, Groß, Dr. di Biasi und Diekmann zu besonderem Dank verpflichtet. Die Zahlen zeigen also, daß zwar die Tuberkulose sehr häufig mit der Staublunge verbunden ist, besonders in den schweren Fällen von Staublunge, aber andererseits, daß es Fälle schwerer Staublunge gibt, in denen sorgfältige mikroskopische Untersuchung keinerlei Anzeichen einer tuberkulösen Erkrankung ergibt. Die Abwesenheit des Tuberkelbazillus in solchen Fällen wird weiter erhärtet durch eine größere Zahl von Tierversuchen, die mit dem Leichenmaterial ausgeführt sind; auch dieser biologische Versuch ergab in mehreren schweren wie leichten Fällen keinerlei Anhalt für die Anwesenheit von Tuberkelbazillen.

Etwa 150 Gesteinshauer mit Staublungen wurden von Dr. Lucanus und mir durch eine Reihe von Jahren (im Durchschnitt $2^1/_2$ Jahre) klinisch und röntgenologisch verfolgt. Das Ergebnis dieser Nachuntersuchungen zeigt folgende Tabelle:

Tabelle 2. Verlauf der Staubkrankheit.

Krankheitsform, in der die Patienten zunächst zur Beobachtung kamen	Zahl der Fälle	Verstorben	Verschlimmert	Offene Tuberkulose
Schwer	72	38 (53 %)	22 (30 %)	32 (44 %)
Leicht	59	15 (25 %)	19 (32 %)	8 (14 %)
Beginnend	20	0	4 (20 %)	2 (10 %)

Zur Bewertung der Ergebnisse muß hervorgehoben werden, daß die Untersuchungen sich fast durchweg auf Krankenhauspatienten erstreckten, also Leute, die wegen ihrer Erkrankung zur Untersuchung kamen. Die meisten waren bereits Berginvaliden oder wurden es bald danach, ihr Durchschnittsalter betrug fast 50 Jahre. Es darf also aus den Ergebnissen dieser Untersuchungsreihe nicht ohne weiteres ein Rückschluß auf andere Bergarbeitergruppen gemacht werden. Es ist sicher, daß bei Untersuchungen an arbeitsfähigen jüngeren Gesteinshauern sich die Ergebnisse weit günstiger gestalten. Aus der Tabelle geht hervor, daß von 72 mit schwerer Staublunge in unsere Beobachtung gekommenen Kranken nach etwa $2^1/_2$ Jahren 38 (= 53%) gestorben waren, 22 weitere (= 31%) sich wesentlich verschlimmert hatten und 32 (teils Lebende, teils Verstorbene = 44%) eine offene Tuberkulose zeigten. Bei den mit leichten Staubveränderungen zur Beobachtung Gekommenen waren die Zahlen geringer, aber immerhin noch recht erheblich. Es fanden sich auch hier noch 25% Todesfälle, 33% Verschlimmerungen, 14% offene Tuberkulosen. Und selbst unter den vom Beginn der Staublunge an beobachteten 20 Leuten wiesen 4 eine Verschlimmerung, 2 eine offene Tuberkulose auf. Die Verschlimmerungen traten bei vielen der Leute auf, trotzdem sie sofort nach Feststellung der

Staubveränderungen die staubige Arbeit aufgegeben hatten. Trotz aller vorher gemachten Vorbehalte ist es also unverkennbar, daß die Staublunge in ihren ausgeprägten Formen eine schwere, oft zum Tode führende und oft mit Tuberkulose vergesellschaftete Krankheit ist und daß auch die leichteren Formen der Staublunge nicht selten die Neigung zum Fortschreiten haben. Auch bei ihnen wird oft die Mitwirkung des Tuberkelbazillus deutlich, aber immerhin in geringerem Grade als bei den schweren Formen. Die Zahlen scheinen weiter dafür zu sprechen, daß die Ausbreitung der Tuberkulose im allgemeinen erst im Verlaufe der Erkrankung und besonders in den späteren Stadien eintritt. Wir werden uns aber bewußt bleiben, daß gerade unsere Anschauungen hierüber von dem Stande der pathologisch-anatomischen Forschung abhängig gemacht werden müssen, und daß auch das Tierexperiment in größerem Maße für die Lösung mancher Fragen herangezogen werden muß.

Wenn wir als feststehend betrachten, daß es einerseits reine Staubveränderungen der Lunge, andererseits häufig Mischformen von Staublunge und Tuberkulose (Staubtuberkulose oder Tuberkulo-Silikosis) gibt, so erhebt sich die andere Frage: ist es während des Lebens möglich, diese beiden Formen voneinander zu unterscheiden, und ist schließlich ihre Abgrenzung von der reinen Tuberkulose möglich? Dem Röntgenbild kommt hier eine erhebliche Bedeutung zu. Die Staubkrankheit beruht auf einer Schädigung, die alle Teile der Lunge fast gleichmäßig betrifft, nur die der Lungenwurzel nächsten Teile sind wohl der Staubablagerung etwas stärker ausgesetzt. Dem entspricht es, daß wir die Staubveränderungen in annähernd symmetrischer Weise durch beide Lungen fast gleichmäßig verteilt finden. Die Mittelgeschosse der Lungenfelder, die den hilusnahen Teilen entsprechen, pflegen am frühsten befallen zu sein, rechts oft ein wenig stärker als links. Die unteren seitlichen Teile sind weniger befallen und auch die Spitzenfelder zeigen meist nur geringe Veränderungen. Die reine Lungentuberkulose beginnt demgegenüber meist von einer umschriebenen, der Spitze nahen Stelle und breitet sich von dort schubweise aus. Die Asymmetrie des Prozesses pflegt sehr lange gewahrt zu bleiben. Für gewöhnlich bestehen also erhebliche Unterschiede zwischen Staublunge und Tuberkulose. Sehr viel größere Ähnlichkeit mit dem Röntgenbilde der Staublunge können 2 besondere Formen der Lungentuberkulose, die Miliartuberkulose und die sog. disseminierte Tuberkulose bieten. Meist erlaubt das klinische Bild (stürmischer Verlauf der Miliartuberkulose) leicht die Unterscheidung. In seltenen fieberfreien Fällen können größere Schwierigkeiten entstehen.

Auch bei der Mischung von Staublunge und Tuberkulose ist der charakteristische Entwicklungsgang der hinzutretenden Tuberkulose von einem spitzennahen Herde aus oft im Röntgenbild zu erkennen. Die Fälle, in denen die Veränderungen einer oder beider Spitzengebiete stärker sind als in den übrigen Lungenabschnitten, oder in denen die Herdgröße von oben nach unten zu ständig abnimmt, in denen eine ausgesprochene Asymmetrie, eine frühzeitige Kavernenbildung besteht, werden uns auch röntgenologisch stets verdächtig auf die Mitwirkung des Tuberkelbazillus sein. Aber es muß zugegeben werden, daß das Röntgenbild vorgeschrittener Fälle uns oft keinen sicheren Anhalt dafür gibt, ob eine reine Staublunge oder eine Staubtuberkulose vorliegt.

Wesentlich wichtiger ist hier das klinische Verhalten. Bei der reinen Staublunge fehlen alle die Erscheinungen der Infektion und Intoxikation, die der fortschreitenden Tuberkulose eigen sind. Bei der reinen Staublunge bleibt der Kräftezustand gut, Temperatur und Senkungsreaktion normal, es fehlen Nachtschweiße, Bluthusten ist selten und die noch so oft wiederholte Auswurfuntersuchung zeigt keine Tuberkelbazillen. Die perkussorischen und auskultatorischen Erscheinungen sind verhältnismäßig gering, meist auch dann, wenn bereits stärkere Atemnot eintritt. Der Kranke stirbt schließlich unter den Erscheinungen der Atemnot und der Herzschwäche.

Bei der Mitwirkung des Tuberkelbazillus tritt meist bereits frühzeitig Abmagerung ein. Nachtschweiße, geringe Fieberbewegungen machen sich geltend. Auch die Senkungsreaktion ist nicht selten schon frühzeitig beschleunigt. Die Auswurfuntersuchung erlaubt meist erst etwas später den Nachweis von Tuberkelbazillen. Früher als die mikroskopische Untersuchung führt nicht selten der Tierversuch auf Tuberkelbazillen zum Ziel. Einseitige Dämpfung, Bronchialatmen, klingende Rasselgeräusche sind stets sehr verdächtig auf eine gleichzeitige Tuberkulose. Eine feuchte Pleuritis, ein Pneumothorax, eine Kehlkopf- oder Darmtuberkulose können sich hinzugesellen. Blutauswurf ist nicht selten. Stürmische Erscheinungen, wie man sie in Form von plötzlichen Erkrankungen ganzer Lungenlappen bei anderen Tuberkulosen öfter sieht, sind dagegen bei der Staubtuberkulose selten, und gelegentlich verläuft eine Staubtuberkulose bis zum Schluß fieberfrei.

So ist es durch längere sorgfältige klinische und röntgenologische Beobachtung oft möglich, zu unterscheiden, ob eine reine Staublunge oder eine Staubtuberkulose vorliegt. Aber es gibt genug Fälle, wo wir jahrelang darüber im Zweifel bleiben, und gelegentlich finden wir schließlich bei der Autopsie neben der Staubinduration noch eine Tuberkulose, die uns bis dahin verborgen geblieben war.

Angesichts dieser großen diagnostischen Schwierigkeiten und der engen Zusammenhänge zwischen beiden Krankheiten hat der Gesetzgeber hinsichtlich der Entschädigungspflicht die reine Staublunge und die Staubtuberkulose gleichgestellt. Nicht entschädigungspflichtig ist dagegen die reine Tuberkulose. Und es kann natürlich auch ein Staubarbeiter eine reine Tuberkulose — ohne Staublunge — bekommen.

Wenn wir Gelegenheit haben, die Krankheitsentwicklung von vornherein zu beobachten, werden wir meist die reine Tuberkulose sicher als solche diagnostizieren können. Wenn uns dagegen die Tuberkulose erst im vorgeschrittenen Stadium begegnet und sie zufällig eine annähernd symmetrische Ausbreitung gefunden hat, so kann es während des Lebens recht schwer sein, zu entscheiden, ob hier gleichzeitig eine schwere Silikose mitspielt. Wir können die Mitwirkung von Staub nach dem Röntgenbild vermuten, wenn größere Teile der Lunge noch die typische gleichmäßige feine Fleckung aufweisen. Wichtiger aber werden genaue Erkundigungen über den Verlauf der Erkrankung sein. Der Eintritt erheblicher Atembeschwerden zu einer Zeit, wo noch keinerlei Schädigung des Allgemeinbefindens vorlag, wird an die Möglichkeit denken lassen, daß eine Silikose in erheblicher Weise an dem Zustandekommen des Krankheitsbildes beteiligt ist.

Vielleicht sind die diagnostischen Schwierigkeiten hier etwas zu reichlich betont worden, aber es ist doch wohl richtig, wenn man auf einem neuen Arbeitsgebiet der Mängel unserer Erkenntnisse sich bewußt bleibt und auch auf die Schwierigkeiten hinweist, die sich in versicherungstechnischer Beziehung ergeben können.. Es ist zu hoffen, daß die jetzt einsetzende intensivere Beschäftigung der pathologischen Anatomen und der Ärzte uns helfen wird, in die Zusammenhänge zwischen Staublunge und Tuberkulose tiefer einzudringen und damit auch klinisch zu schärferen Erkenntnissen zu kommen.

Eine weitere Frage, die noch sehr verschieden beantwortet wird, ist die nach dem gegenseitigen Einfluß, den Tuberkulose und Staubkrankheit auf den Krankheitsverlauf haben. Harms und Holtzmann, Holst und manche andere sind, besonders nach den Erfahrungen an Porzellanarbeitern, der Ansicht, daß der Hinzutritt einer Tuberkulose den Verlauf der Staubkrankheit nicht ungünstig beeinflußt. Rößle als pathologischer Anatom betont, daß die Tuberkulose der Porzellanarbeiter unter ausgesprochener Bindegewebsentwicklung verläuft. Man hat daraus auf eine Art heilender Wirkung des Staubes geschlossen und Kieselsäure, wenn auch nicht in Staubform, als Heilmittel der Tuberkulose empfohlen. Es mag sein, daß bei den Porzellanarbeitern tatsächlich die Tuberkulose nicht ungünstig verläuft. Der Staub ist ein anderer als der im Bergwerk oder in der Schleiferei, aber m. E. sind die klinischen Untersuchungen über den Verlauf der Tuberkulose der Porzellanarbeiter noch zu unvollständig, um ein endgültiges Urteil zuzulassen. Für die Gesteinshauer unserer Bergwerke liegen jedenfalls die Verhältnisse anders. Unsere Nachuntersuchungen zeigten uns, daß innerhalb der Beobachtungszeit von 51 Gesteinshauern mit offener Tuberkulose 32 gestorben sind = 63%, von 91 staubkranken Gesteinshauern ohne Tuberkulose dagegen nur 22 = 24%. Das Hinzutreten einer offenen Tuberkulose zur Staublunge bedeutet danach eine ganz wesentliche Verschlechterung des

Krankheitsverlaufes. Diese Beobachtungen stimmen überein mit den Erfahrungen in den südafrikanischen Bergwerken. Die Tuberkulose entfaltet eine um so ungünstigere Wirkung, je länger der Kranke vorher der Gesteinsstaubeinwirkung ausgesetzt war. Von unseren tuberkulösen Gesteinshauern mit mehr als 10 jähriger Gesteinshauertätigkeit starben innerhalb von 2 Jahren 66%, bei kürzerer Tätigkeit innerhalb von 2 Jahren nur 39%. Aber auch bei den tuberkulösen Gesteinshauern, die die Frist von 2 Jahren überlebten, wurden nur auffallend wenig Heilungen der Tuberkulose beobachtet, wie wir sie sonst doch bei geeigneten Maßnahmen oft sehen.

Die pathologisch-anatomische Feststellung des fibrösen Charakters der Staubtuberkulose darf nicht zu dem Schluß führen, die Erkrankung klinisch als gutartig zu bezeichnen. Eine dauernd fortschreitende fibröse Tuberkulose in einer bereits kranken Lunge führt auch schließlich zum Tode.

Es ist bereits betont worden, daß der Kohlenstaub nur geringe fibröse Veränderungen der Lungen hervorruft, und aus der Krankenstatistik der verschiedenen Länder ist bekannt, daß die Tuberkulosesterblichkeit der Kohlenbergarbeiter verhältnismäßig gering ist. Auch unsere Zahlen zeigen, daß die offene Tuberkulose bei den Kohlenhauern des Ruhrgebietes viel seltener vorkommt als bei den Gesteinshauern. Bei mehr als 10 jähriger Berufstätigkeit wiesen in unserem Beobachtungsmaterial Gesteinshauer in 11,8%, Kohlenhauer in 3,3% eine offene Tuberkulose auf. Die Prognose der offenen Tuberkulose ist bei den Kohlenhauern wesentlich besser als bei den Gesteinshauern, sie kommt oft zur vollständigen Ausheilung. Die Lebensdauer der Kohlenhauer mit offener Tuberkulose ist wesentlich größer als die der Gesteinshauer mit offener Tuberkulose. Mehrfach ist angenommen, daß eingeatmeter Kohlenstaub die Heilung der Tuberkulose geradezu begünstige; bewiesen scheint mir diese Annahme bisher nicht zu sein.

Die Behandlung der Staubkrankheit bietet nur geringe Aussichten. Um so wichtiger sind die Maßnahmen zu ihrer Verhütung, die an zwei Stellen anzusetzen haben: Bekämpfung der Staubeinatmung und der Tuberkulose. Daß auf diesem Wege Erfolge möglich sind, zeigen in vorbildlicher Weise die Ergebnisse der Schutzmaßnahmen in den südafrikanischen Goldminen, wo die Zahl der Erkrankungen und ihre Schwere in raschem Rückgang begriffen sind. So ist zu hoffen, daß auch bei uns an das Bekanntwerden der Krankheit sich ihre Bekämpfung erfolgreich anschließt.

Die hier kurz mitgeteilten Untersuchungen sind mit Unterstützung des Reichsgesundheitsamtes ausgeführt worden, dem ich auch an dieser Stelle meinen Dank ausspreche.

Schleiferkrankheit und Lungentuberkulose.

Von Dr. Hollmann, Solingen.

Mit 3 Textabbildungen.

Meine Damen und Herren. Ich heiße Sie herzlichst willkommen in unserer alten Messer- und Klingenstadt mit ihrer uralten Industrie, deren erste Anfänge sehr weit, bis in die Karolingerzeit, zurückgeführt werden. Längst schon bekannt sind auch die Gesundheitsschädigungen, die mit ihr verbunden sind und deren Studium die Veranlassung gibt, aus der wir Sie hier begrüßen dürfen. Wir haben Empfang und Vortrag hier in die Räume der Firma I. A. Henckels, der wir für deren Überlassung dankbar sind, verlegt, um Weg und Zeit zu sparen, denn die Zeit ist knapp, wenn wir die Arbeitsstätten vor ihrem Schluß um 12 Uhr mittags im Betriebe sehen wollen. Nachmittags wollen wir Ihnen dann einige alte Schleifkotten der Hausindustrie an der Wupper im Betrieb zeigen; auf der Fahrt hoffen wir Ihnen auch einen Einblick in das Stadtgebiet und dessen Umgebung geben zu können.

Wenn ich als nunmehr 37 Jahre hier tätiger Arzt, worunter 17 Jahre städtischer Tuberkulosefürsorgearzt, mich verpflichtet fühle, Ihnen auf Wunsch etwas vorzutragen, so habe ich dazu ein Thema gewählt, das besonderes Interesse erfordert, nämlich die Solinger Schleiferkrankheit und ihr Verhältnis zur Tuberkulose. Ich weiß wohl und habe mich bei meinem vorgestrigen Besuch in Bochum davon überzeugt, daß die Fragen, die ich noch einmal berühren und aufwerfen muß, durch die dortigen Vorträge schon ausgiebig besprochen sind, vielleicht ist es aber eine willkommene Ergänzung, wenn Sie aus dem Gesichtskreis eines Tuberkulosefürsorgearztes noch einmal die in Rede stehenden Fragen beleuchtet sehen. Und ich werde mich dabei auf die letzten 30 Jahre beschränken, die ich selbst erlebt, und die Beobachtungen, die ich selbst gemacht habe.

Es war um die Jahrhundertwende, als eine Monographie über die Schleiferkrankheit im Solinger Bezirk erschien, die von dem damaligen Kreisphysikus Dr. Moritz und dem Spezialarzt für Hals-, Nasen- und Ohrenleiden Prof. Röpke verfaßt war. Veranlaßt zu der Arbeit waren die Verfasser durch statistische Erhebungen der Landräte des damals noch vereinigten Stadt- und Landkreises über die

Todesursachen der Metallschleifer. So hatte der Landrat Melbeck festgestellt, daß der Prozentsatz der über 20 Jahre alten verstorbenen Lungenkranken bei Schleifern 25%, bei der sonstigen Bevölkerung 12,6% ausmachte. Erhebungen des Landrat Dönhoff ergaben, daß in den Jahren 1885—1895 von 100 über 14 Jahre alten Männern bei Schleifern 72,5% an Lungenschwindsucht starben gegen 35,3% bei der übrigen Bevölkerung. Die Schleiferkrankheit geht nach den genannten Verfassern einher mit Katarrhen und Auswurf von Sputum, das selbst nach jahrelangem Fernbleiben aus der Schleiferei noch Staubfärbung zeigt. Neben der Lungentuberkulose, die das Hauptkontingent stellt, sind besonders Lungenerweiterung, Katarrhe der Luftröhre und eine Atrophie der Nasenschleimhaut die Haupterscheinungen. Auf letztere wird besonders Wert gelegt, weil durch sie im Laufe der Staubeinatmung eine Abstumpfung des Schleimhautreizes eintritt. Der Stahlschleifstaub ist deswegen besonders gefährlich, weil er einerseits dem verarbeiteten Material, andererseits dem Schleifmittel entstammt. Reiner Eisenstaub bei anderen Manipulationen ist bedeutend weniger schädlich. Besonders Trockenschleifen ist schädlich, weil hier relativ viel von dem Stahlfabrikat sich in Staub verwandelt und andererseits der Schleifstein sich besonders schnell abnutzt. Was die hohe Tuberkulosesterblichkeit anlangt, so führen beide Autoren an, daß sie seit Einführung der mechanischen Entstaubung in den in Frage kommenden Betrieben in starkem Rückgang begriffen ist, was von dem damals in Solingen tätigen Gewerberat Czimatis an anderer Stelle bestätigt wurde.

So also stellte sich damals die Schleiferkrankheit dar. Wenn ich nun nach diesen mehr geschichtlichen Notizen für meine Ausführungen Ihre Zeit für etwa 35 Minuten in Anspruch nehme, so soll dies geschehen, indem wir uns vorführen:

1. das Tuberkuloseproblem, wie es sich heute darstellt,
2. die vorhin kurz skizzierte Schleiferkrankheit und ihr heutiges Verhältnis zur Tuberkulose
    a) von der statistischen,
    b) von der experimentellen Seite,
    c) nach den Erfahrungen der Tuberkulosefürsorge, und endlich
3. die Frage berühren: wieweit läßt sich die Staubkrankheit der Lungen, die Pneumokoniose, von der Tuberkulose als selbständiges Krankheitsbild nach dem heutigen Stande der Wissenschaft abtrennen?

Es erübrigt sich vielleicht vor Ihrem Kreise von dem Tuberkuloseproblem, wie es sich heute darstellt, überhaupt zu reden, zumal noch alles im Flusse ist. Vergegenwärtigen wir uns nur kurz das, was meiner Ansicht nach das wichtigste ist! Was hat sich seit Beginn dieses Jahrhunderts, als jene Broschüre erschien, nicht alles geändert! Wie ist unsere Kenntnis von der Tuberkulose in biologischem Sinne in ungeahnter Weise bereichert worden! Die Stadien- oder

besser gesagt Phaseneinteilung nach Petruschky-Ranke, von
Aschoff und seinen Schülern durch pathologisch-anatomische Untersuchungen in ihren verschiedenen Verlaufsformen bestätigt, wird ja
jetzt von manchen als überholt angesehen; mag dem sein, wie ihm
will, wir Fürsorgeärzte, die in der Praxis stehen, wissen, einen wie
sicheren Boden sie uns in der Beurteilung der Einzelfälle gegeben hat.
Sicherlich ist mit ihr noch nicht das letzte Wort gesprochen, soviel ist
durch sie aber bestätigt, daß wir die Tuberkulose als eine Krankheit
ansehen müssen, die in den weitaus meisten Fällen in der Kindheit beginnt und in Schüben mit oft jahrelangen Pausen weiterläuft, wobei
es in jedem Stadium zur Ausheilung kommen kann. Wir wissen ferner,
daß es eine Immunität wie bei anderen Infektionskrankheiten allerdings bei der Tuberkulose nicht gibt, vielmehr ein Mensch, der bereits
an Tuberkulose erkrankt ist oder war, sich immer wieder von neuem
anstecken kann, aber die Allergie, der Durchseuchungswiderstand, ist
in den einzelnen Phasen verschieden; ihre Erkennung und therapeutische Beeinflussung gibt uns — ich schalte hier ein: auch durch
Medikamente, wie sie in gewissen Staubarten sich finden, wie Kieselsäure od. dgl. — die Befähigung, das tuberkulöse Geschehen oft in
weitgehendem Maße günstig zu beeinflussen.

M. D. u. H. Wenn man früher von der Schleiferkrankheit in
Solingen sprach, so verstand man darunter eine Lungentuberkulose,
die, klinisch in den besten Jahren einsetzend, schnell verlief und ganze
Familien zum Aussterben brachte. Es liegen Stammbäume derartiger
Familien vor, die Sie hier aufgestellt sehen; wie deuten wir sie? Nach
unserer heutigen Auffassung liegt es nahe zu sagen, daß es die Infektion war, die die einzelnen Generationen überlebte, und uns
Ärzten wird eine derartige Auffassung nicht schwer. Haben wir
Ähnliches doch in anderen Fällen. Zwar ist der Krebs keine nach-
gewiesene Infektionskrankheit, wir wissen aber, daß es Krebse gibt,
die durch Überimpfung ganze Generationen von Mäusen töten können
und so eigentlich unsterblich sind. Ähnlich wütete die Infektion in
den Solinger Schleiferfamilien, und wenn jene Stammbäume dem
Laien fast den Beweis zu erbringen schienen, daß für die Erkran-
kungshäufigkeit, die Erkrankungsart und den Erkrankungsverlauf
der Beruf in erster Linie verantwortlich zu machen sei, so wissen wir
dagegen, daß neben dem Beruf als Einzelfaktor bei Entstehung einer
Krankheit eine ganze Reihe anderer Umstände auf den Menschen
einwirken, erinnert sei an Konstitution, psychische Veranlagung,
Lebensweise, Erziehung zur Umwelt, Klima, wirtschaftliche Lage und
bei einer Infektionskrankheit nicht zu vergessen die Exposition, die
Gefahr, der Ansteckung ausgesetzt zu sein. Hinzu kommt, daß die
Zeit, wo das Sonnenland der Jugend versinkt, die jungen Leute in den
Frondienst ernster Arbeit treten, mit der Zeit der geschlechtlichen
Reife zusammenfällt, die ja allerorts den Gipfel der Tuberkulose-
sterblichkeitskurve darbietet. So wird die Beurteilung der Schädi-

gung des einen Berufes gegenüber anderen noch besonders erschwert. Der Landesgewerbearzt Teleky hat mit großer Mühe mit ärztlichen und anderen Mitarbeitern statistisches Material hier in Solingen erarbeitet, das in einer Broschüre „Staubgefährdung und Staubschädigung der Metallschleifer insbesondere des Bergischen Landes" niedergelegt ist. Dabei wurde aber festgestellt, daß die Tuberkulosesterblichkeit in Solingen gegenüber Remscheid, Düsseldorf, Krefeld und München-Gladbach in den Jahren1921—1925 am geringsten war. Gleichwohl aber spricht er von einer Berufstuberkulose, weil die Tuberkulose mit dem Alter unter den Schleifern ganz unverhältnismäßig ansteigt. Wenn sie aber in den Jahren 1923—1927 bei den Schleifern über 20 Jahre von ihm errechnet wird auf 1000 in Solingen auf 29,9 gegenüber 73,5 in Kronenberg und 97,6 in Remscheid, sie also in Kronenberg $1^1/_2$ mal so groß war wie in Solingen und in Remscheid abermals um ein gewaltiges größer, so wird es einem schwer, dies als vornehmlich durch den Beruf bedingt anzunehmen. Wenn man der Berufsschädigung heute noch eine besondere Rolle zuweisen will, so können die Unterschiede zwischen den einzelnen Städten doch nicht ein solches Ausmaß annehmen. Zu beachten sind auch die Nachwirkungen des großen Krieges, der eine Generation gerade im besten Erwerbsalter auslöschte. Jene paar Nachkriegsjahre dürften deshalb kaum maßgebend sein. Eine zeitlich größere Reihe von Beobachtungen über den Einfluß des Berufes auf Art und Ablauf der Tuberkulose liegt vor von der Heilstätte Hohenhonnef, der die größte Zahl unserer Messer- und Instrumentenschleifer in Erkrankungsfällen zugewiesen wird. Sie ist von Ditges in der Zeitschrift „Die Tuberkulose" im Jahre 1927 veröffentlicht und umfaßt 4114 Krankheitsgeschichten aus den Jahren 1914—1924, darunter 195 von Metallarbeitern und außerdem 74 von Schleifern, die größtenteils dem Solinger Bezirk entstammen. Um nur kurz auf diese Arbeit einzugehen, so zeigen beispielsweise die Akademiker 44,5% vorwiegend fibröse Formen, die Büroangestellten 65,9%, die Metallarbeiter 69,8%, die Schleifer dagegen 71,6%; sie werden nur von den Klempnern mit 73% und den Webern mit 76,7% übertroffen. Offene Tuberkulosen finden sich bei den Akademikern in 60,3%, den Büroangestellten in 34,9%, den Metallarbeitern in 32,7%, den Schleifern in 36,5%, den Klempnern in 27% und den Webern in 24,6% der Fälle. Was das Staubgewerbe anlangt, so schneiden die Steinhauer am schlechtesten ab mit nur 41% gutartigen und 56,9% offenen Tuberkulosen. Hier spielt der Alkohol eine große Rolle; wenn auch der Kognak während der Arbeit verboten ist, so wird er doch nach Schluß, besonders bei den relativ hohen Löhnen, besonders genossen, um, wie man sagt, den geschluckten Staub hinunterzuspülen. Das war auch, wie ich mich deutlich erinnere, vor 30 Jahren vielfach bei unseren Schleifern der Fall. Diese Leute hatten ein Einkommen bis zu 3600 M. im Jahr — sehr hoch für die damalige Zeit — und waren der Aufklärung wenig zugänglich, was auch nicht wundernahm, da ein Teil von ihnen Analphabeten war. Sie erklärten offen, daß sie mit 35—40 Jahren doch an der Schleiferkrankheit sterben würden, das sei Schicksal, sie arbeiteten oft nur 3 Tage in der Woche, und der „blaue" Montag dehnte sich bis Mittwochmorgen aus und auch am Sonnabend wurde nicht gearbeitet. Es sind dies persönliche Erinnerungen, die ich aus dem Anfang meiner Solinger Praxis bewahrt habe. Um nun wieder zu der erwähnten statistischen Arbeit zurückzukehren, so sind günstig dagegen überhaupt die Berufe der Metallstaubentwicklung. Sämtliche hier in Betracht kommende Berufe stehen mit 30—40% offenen Tuberkulosen unter dem allgemeinen Durchschnitt von 40,2%. Unter den Solinger Schleifern, die in dem 10jährigen Zeitraum in der Heilanstalt Hohenhonnef Genesung suchten, zeigen 71,6%, wie bemerkt, eine mehr gutartige und entsprechend 63,5% eine geschlossene Tuberkulose. Bei den Kohlenbergleuten kommt die die Vernarbung fördernde gutartige Wirkung des Kohlenstaubes in Frage — hat es doch früher einmal eine Zeit gegeben, in der man die Lungenkranken nach Hirt in die Kohlenbergwerke zu schicken empfahl, weil man beobachtete, daß unter den Kohlenbergleuten auffallend wenig Schwindsucht war —, ebenso bei den Kupferarbeitern, deren sich übrigens auffallend wenige unter den Insassen der Heilanstalt Hohenhonnef finden, des Kupfers. Die günstigen Verhältnisse bei den Installateuren und Klempnern scheinen ebenfalls auf dem Kupfer zu beruhen. Es wird in der Arbeit eine Skala aufgemacht, nach der an der Spitze steht der Steinstaub, dann folgt nach langem Abstand der Metallstaub, und die günstigste Staubart stellt der Kupferstaub dar.

Wie vorhin bemerkt, liegt es in der Natur der statistischen Wissenschaft, daß die vorhandenen Fehler niemals vollständig ausgeschaltet werden können. Nur das Experiment vermag zu einer großen, wenn auch in seinen letzten Schlußfolgerungen nicht absoluten Exaktheit vorzudringen. Die Firma I. A. Henckels von hier hat durch meine Mitwirkung an den Hygieniker Prof. Jötten in Münster zweimal eine Kiste Schleifstaub gesandt, die dieser in seiner „Gewerbestaub und Lungentuberkulose" gemeinsam mit Dr. Arnoldi verfaßten Monographie, die im Jahre 1927 erschienen ist, verwertet hat. Mikroskopische Untersuchungen des Staubes ergaben, daß dieser relativ große und spitze Teilchen enthielt, die dreimal so groß waren wie Kohlen- und Kalkstaub. Kaninchen wurden der Inhalation mit dem Staub in stärkerer und schwächerer Verdünnung ausgesetzt, die durch Tröpfcheninfektion oder intravenös mit Bazillen infiziert waren, einzeln und kombiniert. Ohne auf die Einzelheiten der umfangreichen Versuche einzugehen: es ergab sich, daß der Stahlschleifstaub am gefährlichsten ist, dann kommt Porzellan, Kohle und Ruß. Die Einzelheiten müssen im Original nachgesehen werden, vielleicht hat auch Herr Prof. Jötten, wie ich annehmen muß, in Bochum selbst darüber unterrichtet. Auch sind die Versuche ja mehr problematischer Natur, da es sich um relativ kurze Staubeinwirkungen bei Tieren handelt. Ich führe aus den Schlußbetrachtungen an: „Wie schon mehrfach betont, ist für manche Verhältnisse anzunehmen, daß der Einfluß der Berufstätigkeit hinter anderen Momenten vollkommen zurücktritt, wenn auch die Tatsache der nachteiligen Wirkung desselben immerhin bestehen bleibt." Ferner: „Es ergibt sich die Forderung, die Gefährdung der Arbeiter durch die genannten Staube durch die zur Verfügung stehenden Bekämpfungsmaßnahmen weitmöglichst zu verringern. Diese Forderung wird sicherlich in den meisten Betrieben in zufriedenstellender Weise erfüllt. Dennoch ist ohne Zweifel besonders bei den so ausgesprochen gesundheitsschädlichen Gewerbestaubarten wie dem Stahlschleifstaub für manche Verhältnisse noch eine weitere Vervollkommnung der Staubabwehr wünschenswert. Besondere Sorgfalt muß den konstitutionell Minderwertigen gewidmet werden. Es dürfte berechtigt sein, die Forderung aufzustellen, solche besonders gefährdete oder bereits tuberkulös erkrankte Personen möglichst wenig sowohl in der Porzellanindustrie wie im Kohlenbergbau entgegen der Auffassung mancher Autoren zu beschäftigen, wie dies ja auch schon von namhaften Kennern der entsprechenden Verhältnisse betont worden ist." M. D. u. H. So spricht ein Hygieniker, der nicht in der Praxis steht als Fürsorgearzt. Die Auffassung hervorragender Fürsorgeärzte — ich nenne Harms in Mannheim — lautet anders.

Wie liegt nun das Problem zur Zeit für uns Tuberkulosefürsorgeärzte? Meiner Auffassung nach liegt die Sache zur Zeit so: der epidemischen Form von Tuberkulose bei Völkern, die bis dahin noch nicht mit Tuberkelbazillen in Berührung gekommen waren, steht die endemische Form gegenüber, wie sie in Europa sich zeigt mit gewissem gutartigen Verlauf infolge einer blanden Kindheitsinfektion, also erste Phase nach Ranke. Wir haben 98% Tuberkuloseinfizierte, nur 10—15 Todesfälle auf 10000 Lebende, in Solingen nur 5—6 in den letzten Jahren. Auf der guten Durchimmunisierung beruht auch bei dem Rückgang der Tuberkulosesterblichkeit in Deutschland der Vorsprung der industrialisierten Provinzen vor den agrarischen. Die ehernen Gesetze, die das Gehen und Kommen der Seuchen bestimmen: Ansteckung und Immunität bzw. Durchseuchungswiderstand, beherrschen auch die Tuberkuloseerkrankungs- und Sterblichkeitsziffer der einzelnen Berufe. Wir kennen eigentlich keinen Beruf, der den Durchseuchungswiderstand gegen Tuberkulose herabsetzt. Was die Beziehung zwischen Durchseuchungswiderstand und Staubberuf anlangt, so ist zu sagen, daß ein akut oder chronisch gereiztes Gewebe nur in den allerseltensten Fällen an Tuberkulose erkrankt. Je weitere Fortschritte die Durchimmunisierung der Industriebevölkerung macht, desto mehr häufen sich die Berichte, nach denen die Inhalation von Staub wohl erhöhte Disposition zu akuter und chronischer Bronchitis aber keine Disposition zu tuberkulöser Lungenerkrankung macht. Es besteht jetzt internationale Einigkeit darüber, daß der Gaskampf im Weltkriege keine Manifestation der Tuberkulose verursacht hat, was ja auch durch Tierexperimente bestätigt wurde. Bei der produktiven, zur Vernarbung neigenden Tuberkulose kann Staubeinatmung günstig auf die Vernarbung einwirken. Aus ungünstigen Tuberkulosesterblichkeitsziffern darf man nur dann auf ungünstige Beeinflussung durch den Beruf schließen, wenn als Zeichen des Wegfalls der Schutzkraft eine auffallende Vermehrung der tuberkulösen Erkrankungen der Drüsen und serösen Häute — also der zweiten Phase nach Ranke — wir wir es allgemein bei der großen Tuberkulosewelle 1917—1919 beobachteten, unter den Ausübern dieses Berufes festgestellt wird. Das war aber bei den Schleifern damals nicht mehr der Fall und ist es auch heute nicht mehr.

Diese letzten beiden Sätze, meine D. u. H., erfordern eine kleine Erläuterung. Ich habe eben von einer Tuberkulosewelle in den Jahren 1917—1919 gesprochen, und wenn wir uns jetzt über die verschiedenen Stadien der Auffassung der Tuberkulose als Berufs-, Familien- und Wohnungskrankheit zur biologischen Auffassung notgedrungen hindurchgearbeitet haben, so scheint es geboten, auch dem epidemiologischen Verlauf vielleicht mehr Aufmerksamkeit zu schenken, als dies bisher der Fall war. Es ist eine schon gegen Schluß des vorigen Jahrhunderts bekanntgewordene immerhin aber auch heute noch höchst bedeutsame Beobachtung, daß gleichzeitig mit einer Abnahme der Tuberkulosesterblichkeit eine Steigerung der Sterblichkeit an anderen Lungenkrankheiten einhergeht. M. W. wurde zuerst auf dem Kongreß zur Bekämpfung der Tuberkulose als Volkskrankheit in Berlin im Jahre 1889 durch Mitteilungen des Kaiserlichen Gesundheitsamtes hierauf hingewiesen. Und in den einzelnen Ländern kehrt dies Verhältnis immer wieder. So hatte zu Anfang dieses Jahrhunderts England $^6/_{10}$ der Tuberkulosesterblichkeit von Deutschland, aber entsprechend mehr an anderen Lungenkrankheiten. Demnach scheint die Summe der Schädlichkeiten für die Lunge, die zum Tode führen, wenig verschieden zu sein, nur die Summanden sind höchst ungleich. Tatsächlich hat im Jahre 1890 die Influenza eine starke Verminderung der Tuberkulosesterblichkeit im Gefolge gehabt, und wir erlaubten uns, in unserem Fürsorgebericht für das Jahr 1918 die Vermutung auszusprechen, daß „durch die Grippe mit ihren gehäuften Lungenentzündungen eine Verminderung der Tuberkulose hervorgerufen werden könne, wie dies 1890 tatsächlich der Fall war" — eine Vermutung, die sich nachher bestätigt hat. Worin diese Minderung der Tuberkulosetodesfälle ihren Grund hatte, vermag ich nicht zu sagen, das eine aber steht m. E. fest: die Annahme, daß die Grippe die tuberkulös Veranlagten zuerst getroffen hat, so daß sie statt der Tuberkulose der Grippe zum Opfer fielen, läßt sich auf Grund der Beobachtungen aus der Praxis bei den Grippeepidemien der Jahre 1918 und 1919 nicht aufrechterhalten.

Starben doch vorzugsweise blühende Mädchen und Frauen, die nie krank gewesen waren, während die Tuberkulösen meist verschont blieben oder nur leicht erkrankten — eine Beobachtung, die wohl jede Fürsorgestelle gemacht hat. Und auch unsere Schleifer haben an der Verminderung der Tuberkulosesterblichkeit teilgenommen, und zwar ohne die erwähnten Zeichen verminderter Schutzkraft in Form generalisierter Tuberkulose dargeboten zu haben. Soweit diese kleine Abschweifung. Wir sind ja aber nicht zusammengekommen, m. D. u. H., um problematische Erörterungen anzuhören, sondern praktische Ergebnisse, und ich wende mich nunmehr zu den Erfahrungen, die die städtische Tuberkulosefürsorgestelle in Solingen mit der Schleiferkrankheit gemacht hat.

Die städtische Tuberkulosefürsorgestelle in Solingen, wo vornehmlich der Schleiferberuf zu Hause ist, wurde im Jahre 1912 gegründet und war eine der ersten ärztlich geleiteten Fürsorgestellen der westlichen Provinzen. Sie steht unter ein und derselben Leitung seit 17 Jahren, so daß ich also die zweite Generation kenne, also die, die ich als Kinder in der Fürsorge zu betreuen hatte, stehen jetzt im Erwerbsleben. Die bedrohten und befallenen Familien bzw. ihre einzelnen Mitglieder werden regelmäßig in die Sprechstunde bestellt und kommen dieser Bestellung regelmäßig nach oder werden von den Schwestern aufgesucht. So ist, zumal seit dem Kriege ein so reger Wohnungswechsel wie früher nicht stattfinden konnte, eine fast lückenlose Beobachtung gewährleistet. Es liegt ferner auf der Hand, daß sich meine Beobachtungen in der Fürsorgestelle nicht auf die eigentlichen Tuberkulösen beschränken, sondern die chronisch Lungenkranken überhaupt erfassen. Ich muß erklären, daß ich die Schleiferkrankheit, wie sie Ende der 90er Jahre des vorigen Jahrhunderts beschrieben ist und wie ich sie im Anfang meiner Praxis selbst zu sehen Gelegenheit hatte, nicht mehr beobachte und weiß, daß die mit mir gleichaltrigen Kollegen die gleiche Erfahrung machten. Die Schädlichkeiten, die früher zum Auftreten der Schleiferkrankheit führen mußten, sind anscheinend jetzt ausgeglichen, und das wundert nicht bei dem ausgezeichnet funktionierenden Drainagesystem der Lunge: dem Lymphgefäßapparat mit seinen Lymphdrüsen, die sowohl in bezug auf die Bakterien einschließlich der Tuberkelbazillen wie auch in bezug auf den Staub hier ausgleichend wirken, wenn ihnen in der arbeitsfreien Tagesperiode zum Ausgleich nur genügend Zeit gelassen wird, sie nicht überlastet werden. In den alten Schleifkotten dagegen mußte die Überlastung der Lunge mit Staub zur Erkrankung führen, jetzt ist das bei der guten Ventilation in den Fabriken, die besser ist wie die in der Hausindustrie, bei der verkürzten Arbeitszeit, die sich besonders bei den jugendlichen Arbeitern auswirkt, dem wachsenden Verständnis für bessere Wohnungsverhältnisse, Faktoren, die den Ausgleich vorwiegend bewirken mußten, nicht mehr der Fall. Das beweist auch die Berufsstatistik der

Fürsorgestelle: so starben 1925 1 Schleifer, 1926 keiner, 1927 2, 1928 1 Schleifer an Lungentuberkulose, Zahlen, die so gering sind, daß man hier in Solingen keine für den Schleiferberuf ungünstigen Schlüsse mehr daraus ziehen kann.

Über Remscheid und Kronenberg bin ich nicht unterrichtet; auffallend sind ja die hohen Sterblichkeitsziffern der dortigen Schleifer, von denen Teleky berichtet, wie ich vorhin erwähnte. Die beiden Städte sind nur durch das Tal der Wupper von uns getrennt, Remscheid liegt rund 100 m höher als Solingen, Kronenberg nicht ganz so hoch. Alle 3 Städte stehen den größten Teil des Jahres unter dem Einfluß der Südwestwinde, die vom englischen Kanal kommend hier die ersten Höhen des Kontinents treffen. Ihre Insassen leben also unter ganz ähnlichen Bedingungen, haben fast gleiche Wohnungs-, gleiche Industrie-, gleiche Lohn- und gleiche Ernährungsverhältnisse — und doch diese großen Unterschiede in der Sterblichkeit der Schleifer! Worauf dies beruht, das auszuführen bin ich nicht in der Lage, da ich nur über unsere Solinger Verhältnisse berichten kann. Das eine möchte ich aber zum Schluß nochmals hervorheben: wenn wir die Tuberkulosegefahr vom hygienischen Standpunkt untersuchen, dürfen wir an der Infektionsgefahr bei der heutigen Lage des Problems nicht vorbeigehen; das Erbe Robert Kochs ist noch nicht ausgeschöpft. Es war auf einer der letztjährigen Versammlungen der Tuberkulosefürsorgeärzte in Koburg, als der greise bald darauf verstorbene frühere Ministerialdirektor Kirchner, einer der letzten Schüler Robert Kochs, uns gewissermaßen als Vermächtnis hinterließ, doch ja in allen Zeiten die Infektionsgefahr der Tuberkulose hervorzuheben und die praktischen Konsequenzen daraus zu ziehen, und die Infektionsgefahr erneut hervorgehoben und ihre Minderung in die Praxis umgesetzt zu haben, ist das Verdienst der Tuberkulosefürsorgestellen, durch die zuerst die Tuberkulose aus der allgemeinen Hygiene herausgenommen wurde — ein Verfahren, dem man einen Anteil an den praktischen Erfolgen bei dem allgemeinen Rückgang der Tuberkulose nicht bestreiten kann.

Damit wäre meine Aufgabe, Ihnen die alte Solinger Schleiferkrankheit im heutigen Gewande vorzuführen, eigentlich erledigt. Sie sehen, viel ist nicht davon übriggeblieben. Ich wende mich nunmehr, m. D. u. H., wenn Sie mir noch einige Minuten gestatten, dazu, über die schon lange bekannte Staubkrankheit der Lunge, die sog. Pneumokoniose, zu referieren und die Erfahrungen, die wir in Solingen damit machen, denn wenn irgendwo muß sie bei unsern Schleifern zu beobachten und zu studieren sein. Sie haben sich aber in den letzten Tagen so ausführlich mit diesem Thema, das ja den Inhalt des Kurses ausmachte, beschäftigt, daß ich mich ganz kurz fassen und auf unsere Beobachtungen beschränken will. Es scheint da eine individuelle Komponente für das Auftreten schwerer Staubimprägnationen mitverantwortlich zu sein. Ob sie die Folge einer tuberkulösen Reinfektion ist, scheint fraglich zu sein; daß die vorgeschrittenen Fälle, wie auch wir erfahren haben, sich in ihren Schlußstadien als offene Tuberkulosen darstellen, würde zwar dafür sprechen. (Als Beispiel hierfür sei auf Abb. 1 hingewiesen, bei der Tuberkelbazillen erst festgestellt wurden, obwohl die Stauberkrankung schon lange in

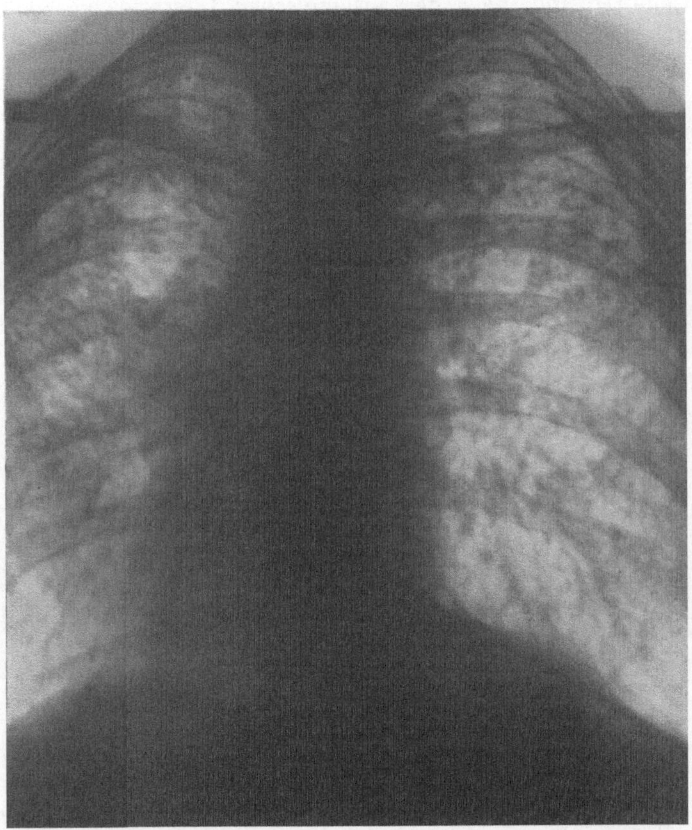

Abb. 1. 52 Jahre alter Schleifer, seit dem 14. Jahre in seinem Berufe tätig. Seit einem Jahr arbeitsunfähig. Exsudativ-bronchopneumonische Tuberkulose als Endstadium einer Staublunge. Erst vor einem Monat wurden Tuberkelbazillen gefunden.

Beobachtung war.) Auch wird angenommen, daß eine gewisse Insuffizienz der Retikulo-Endothelzellen in der Lunge die Disposition zu den Stauberkrankungen erhöhe. Dafür spricht vieles. Auffallend ist jedenfalls, daß wir alte Schleifer, die jahrzehntelang in ihrem Berufe tätig waren, ohne eine Spur von Pneumokoniose bei der Röntgenuntersuchung finden, auch wenn sie jahrelang husten. Ich habe Filme dort niedergelegt, aus denen dies erhellt. (Von diesen sei Abb. 2 als Bei-

spiel hier wiedergegeben.[1]) Da klafft noch eine Lücke in der wissen-
schaftlichen Erforschung. Wie dem auch sein mag, jedenfalls sind, wenn
der Abtransport durch die regionären Drüsen leidet, die Pneumokoniosen röntgenologisch erkennbar, ohne daß klinische Erscheinungen
vorhanden sind. Schon dann ist die Unterscheidung gegenüber der
Lungentuberkulose sehr schwer, zumal beide Zustände häufig vergesellschaftet sind, nach der ausländischen Literatur bis zu 42%.
Festzuhalten ist, daß die Staublunge klinisch keine Krankheit ist, sie

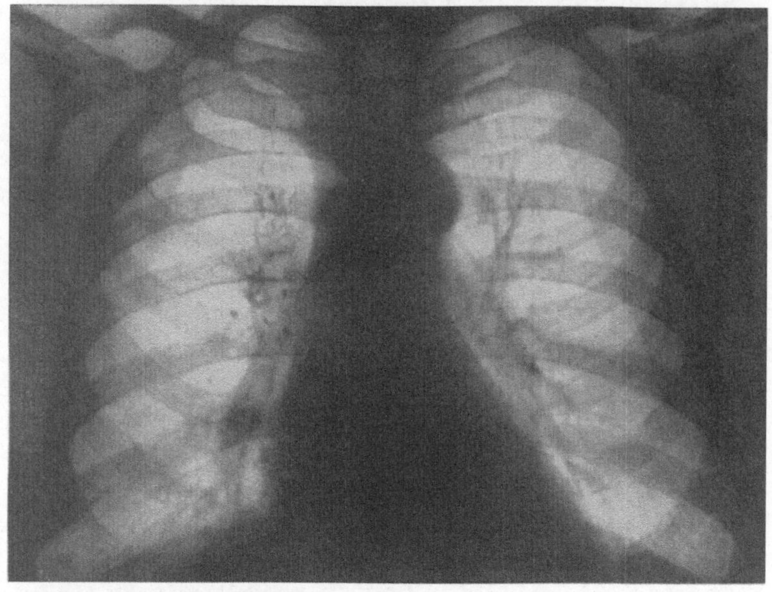

Abb. 2. 67 Jahre alter Schleifer mit chronischer Bronchitis und alter ausgeheilter Tuberkulose — keine Staublunge. Hat seit dem 14. Lebensjahr ununterbrochen geschliffen, zuerst in einem alten Wupperkotten, später als Heimarbeiter in einem Fabrikbetrieb.

wird aber zur Staubkrankheit, wenn die Funktion gestört ist, sich
Beschwerden geltend machen. Diese Beschwerden ähneln denen bei
der beginnenden Tuberkulose und segeln meist unter dieser Flagge.
Es handelt sich um allgemeine Mattigkeit, Kopfschmerzen, Schweiß-
ausbruch, Arbeitsunlust. Hervorzuheben ist ein dauerndes Kältegefühl an den Extremitäten, was für die Pneumokoniose als pathognomonisch angesehen wird. Geklagt wird über kalte Hände und Füße,
unabhängig von Witterung und Anstrengung. Vielleicht kommt
ähnlich den Trommelschlegelfingern bei Bronchiektasen durch
Stauungserscheinungen oder sonstige trophoneurotische Störungen

____

[1] Abb. 3 zeigt eine Staublunge als röntgenologischen Nebenbefund
bei andersartiger Erkrankung.

an den Extremitäten das Kältegefühl zustande. Hände und Füße fühlen sich kalt an und sind livide verfärbt. Die Körpertemperatur zeigt auffallend niedrige Werte. Physikalische Untersuchung läßt uns meist im Stich, bietet jedenfalls nichts Spezifisches dar. Auf Tuberkulin finden keine Reaktionen statt, möglicherweise liegt positive Anergie vor. Blutsenkungsgeschwindigkeit nicht verändert. Das

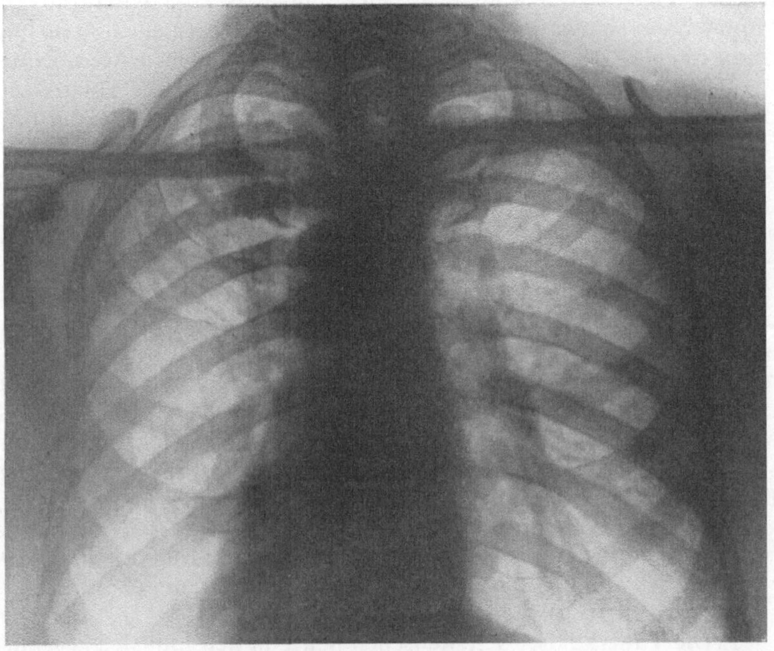

Abb. 3. 51 Jahre alter Schleifer, von frühester Jugend an als solcher tätig. Jetzt arbeitsunfähig wegen beginnendem Parkinsonismus. Staublunge als röntgenologischer Nebenbefund ohne subjektive und objektive klinische Symptome.

Röntgenbild zeigt uns in diesem Anfangsstadium der Beschwerden die bekannte symmetrisch über beide Lungenfelder sich erstreckende netzartige Zeichnung mit eingestreuten scharf umgrenzten Knötchenschatten, die man am treffendsten als Körnelung bezeichnet. Grobe Hilusschatten sind selten im Gegensatz zur Tuberkulose, auch sind die Spitzenfelder relativ frei. Sonst zeigt sich die Körnelung in Form eines „Schneegestöbers" über die ganze Lunge verstreut, ohne daß die Partien seitlich vom Herzen frei bleiben. Im späteren Stadium zeigt sich klinisch die Kurzatmigkeit stark vermehrt, quälender, trockener Husten tritt auf, der auf Expektorantien nicht anspricht, perkussorisch machen sich Schallabschwächungen besonders unter dem Schlüsselbein und h. u. bemerkbar. Dabei braucht der Ernährungs-

zustand nicht immer zu leiden, im Gegenteil wird manchmal Fettleibigkeit beobachtet mit Herzerweiterung und mannigfachen neu-
rasthenischen Beschwerden. Röntgenologisch ist dann die Körnelung
durch Konfluieren der Herde besonders infraklavikulär verwischt.
Das Röntgenbild imponiert wie bei diffuser Karzinose, die dann wohl
meist metastatisch ist. In noch späteren Stadien, wenn die Herde
zerfallen, ist die Unterscheidung von der exsudativ-bronchopneumo-
nischen Tuberkulose wohl nicht mehr möglich. Die Kurzatmigkeit
nimmt dann immer mehr zu, da das vorhandene Lungenparenchym
durch Wegfall der elastischen Fasern dem gewöhnlichen Atembedürf-
nis nicht mehr genügen kann. Für die Therapie ist die Hauptsache
die Prophylaxe. Wenn — und das ist wohl zu beachten — die Fälle
im Anfang den stark staubhaltigen Betrieben entzogen werden, so
scheint mit ziemlicher Sicherheit eine weitere Progredienz des Leidens
ausgeschlossen. Dazu wären aber röntgenologische Reihenuntersuchungen alle 2 Jahre etwa nötig, wobei zu berücksichtigen ist, daß
es etwa 5—10 Jahre dauert, wie Sie wissen, bis die ersten Erscheinungen sich bemerkbar machen. Vorgeschrittene Fälle müssen invalidisiert werden. Diese Fälle sind aber bei uns relativ selten und
werden immer seltener durch unsere vorgeschrittenen Untersuchungsmethoden, besonders das Röntgenverfahren. Ob und wieweit bestimmte Reaktionen eine Unterscheidung gegenüber der Tuberkulose
ermöglichen, darauf will ich nicht näher eingehen. Ich möchte nun
schließen, um Ihre Zeit nicht übermäßig in Anspruch zu nehmen.
Es kam mir darauf an, Sie über die Schleiferkrankheit und die Staubkrankheit der Lunge nach den Erfahrungen unserer Tuberkulose-
fürsorge zu orientieren, ohne ein erschöpfendes Referat zu geben.

Wenn ich zum Schluß meine Ausführungen zusammenfassen darf,
so komme ich zu folgenden Sätzen:

1. Die Tuberkulose, den Menschen heute in den Industriegegenden
von der Wiege bis zum Grabe begleitend, dürfen wir nicht als eine
Berufskrankheit ansehen, auch ist der Krankheitsverlauf bei Schleifern jetzt nicht schlimmer, die Sterblichkeit nicht höher als bei
anderen Berufen. Maßgebend für den Verlauf ist Infektion und
Reinfektion, die von der Exposition abhängen, und der Durchseuchungswiderstand, der vom Beruf nicht nachteilig beeinflußt wird.

2. Es liegen sogar Anzeichen dafür vor, daß der Durchseuchungswiderstand bei geringer Entwicklung von Schleifstaub gehoben
werden kann, diese Fälle also einen milderen Verlauf nehmen, gemäß
dem Arndt-Schulzschen Gesetz von der Wirkung schwacher Reize.

3. Zu der Pneumokoniose gehört eine individuelle konstitutionelle
Disposition, deren Vorbedingungen wissenschaftlich nicht genügend
erforscht sind. Sie tritt als klinische Krankheit bei unseren Metall-
schleifern einmal nicht in der gegenüber anderen Berufen zu er-
wartenden Häufigkeit auf und geht andererseits nicht der Staubentwicklung parallel.

4. Zur Verhütung der Pneumokoniose als erwerbsbeschränkender, das Leben bedrohender Krankheit sind röntgenologische Reihenuntersuchungen unter den Ausübern der Staubberufe, wozu auch die Metallschleifer gehören, am Platze. Es genügt, wenn derartige Untersuchungen, d. h. Reihenuntersuchungen bei guter Apparatur, alle 2—3 Jahre stattfinden.

5. Die Minderung der Schleifersterblichkeit in Solingen während der letzten 30 Jahre — nach Teleky betrug sie 1923—1927 40% der von Kronenberg und 30% der von Remscheid — ermutigt uns, auf den beiden gangbaren Wegen der Verminderung der Staubgefährdung und der Minderung der Auswirkungen der Tuberkuloseinfektion zu dem Ziele fortzustreben, das die vornehmste Aufgabe der ärztlichen Tätigkeit bildet: der Prophylaxe.

Anhang.

Formulare der Ruhrknappschaft, betr. Untersuchung von Gesteinsarbeitern.

(Zu dem Aufsatz von Prof. Dr. W. Schürmann, Bochum: Gewerbestaub, seine Bekämpfung unter besonderer Berücksichtigung der gesetzlichen Maßnahmen, insbesondere auch des Auslandes.)

Formular 1 wird nach der Untersuchung der Gesteinsarbeiter von dem betreffenden Arzt ausgefüllt und der Geschäftsabteilung X (oberärztliche Abteilung) zugesandt, die den dort niedergelegten Befund auf eine besondere Kartothekkarte (Formular 2, grün) überträgt. Von der Geschäftsabteilung X erhält die in Frage kommende Zeche auf Formular 3 entsprechende Mitteilung über das Ergebnis der Untersuchung. Sollte infolge der Erkrankung ein Berufswechsel erforderlich werden, so wird dieser der Zeche auf dem Formular 4a mitgeteilt, welche nach erfolgtem Arbeitswechsel der Geschäftsabteilung X Formular 4b zurücksendet. In der gleichen Weise werden die Nachuntersuchungen geregelt.

Formular 1.

Ruhr-Knappschaft
Bezirksverein der Reichsknappschaft

.............., den........19..

An die
Verwaltung der Ruhr-Knappschaft,
Geschäftsabteilung X,

Bochum.

Betrifft: **Untersuchung der Gesteinsarbeiter.**

Der ....

geboren am..............., wurde am.............. untersucht.

1. Vor Gestein beschäftigt seit........... als.................
   Frühere Beschäftigung mit Gesteinsarbeit
   vom........... bis........... als.....................
   vom........... bis........... als.....................
2. Anamnese (bei der ersten Untersuchung): ....
   ....
3. Lungenbefund (gegebenenfalls unter besonderer Berücksichtigung der Veränderungen seit der letzten Untersuchung): ....
   ....
4. Stadium der Staubveränderungen: ....
5. Ergebnis der Untersuchung:
   a) fähig zur Verrichtung von Gesteinsarbeiten? — ja — nein —
   b) fähig zur Verrichtung der sonstigen wesentlichen und gleichwertigen Arbeiten **unter** Tage? — ja — nein —
   c) fähig zur Verrichtung der gleichwertigen Arbeiten **über** Tage? — ja — nein —
   d) berufsunfähig? — ja — nein —
      Im letzteren Falle: Ist die Berufsunfähigkeit auf die Einwirkungen des Gesteinsstaubes zurückzuführen? ....
      ....

Der untersuchende Arzt

....

R. K. Vordruck III 287d.

Formular 2.

Vor- und Zuname ....

geboren am..

Zeche .... Schacht..............

vor Gestein beschäftigt seit .... als.................

frühere Beschäftigung mit Gesteinsarbeiten

vom......... bis.......... auf Zeche............ als...........

vom......... bis.......... auf Zeche............ als...........

I. Untersuchung bzw. Anlegeuntersuchung am..........

1. Untersuchende Stelle:......................................

2. Anamnese:..

....

3. Lungenbefund:..

....

4. Stadium der Staubveränderungen: ....

5. Ergebnis der Untersuchung:
   a) fähig zur Verrichtung von Gesteinsarbeiten? — ja — nein —
   b) fähig zur Verrichtung der sonstigen wesentlichen und gleichwertigen Arbeiten **unter** Tage? — ja — nein —
   c) fähig zur Verrichtung der gleichwertigen Arbeiten **über** Tage? — ja — nein —
   d) berufsunfähig? — ja — nein —

6. a) Hat Arbeitswechsel stattgefunden? — ja — nein —
   b) Wann? ....
   c) Welche Tätigkeit wird jetzt verrichtet?..............

II. Untersuchung am............

1. Untersuchende Stelle:......................................

2. a) Ist seit der letzten Untersuchung ununterbrochen Gesteinsarbeit verrichtet worden? — ja — nein —
   b) Verneinendenfalls, während welcher Zeit wurde Gesteinsarbeit verrichtet?
   vom........ bis........ auf Zeche........... als...........

3. Lungenbefund unter besonderer Berücksichtigung der Veränderungen seit der letzten Untersuchung:.....................

....

4. Stadium der Staubveränderungen: ....

5. Ergebnis der Untersuchung:
   a) fähig zur Verrichtung von Gesteinsarbeiten? — ja — nein —
   b) fähig zur Verrichtung der sonstigen wesentlichen und gleichwertigen Arbeiten **unter** Tage? — ja — nein —
   c) fähig zur Verrichtung der gleichwertigen Arbeiten **über** Tage? — ja — nein —
   d) berufsunfähig? — ja — nein —

6. a) Hat Arbeitswechsel stattgefunden? — ja — nein —
   b) Wann? ....
   c) Welche Tätigkeit wird jetzt verrichtet?..............

R. K. Vordruck III 287 c

Formular 2 (Rückseite).

III. Untersuchung am ....

1. Untersuchende Stelle: ....

2. a) Ist seit der letzten Untersuchung ununterbrochen Gesteinsarbeit verrichtet worden? — ja — nein —
   b) Verneinendenfalls, während welcher Zeit wurde Gesteinsarbeit verrichtet?
   vom .... bis .... auf Zeche .... als ....

3. Lungenbefund unter besonderer Berücksichtigung der Veränderungen
   seit der letzten Untersuchung: ....
   ....

4. Stadium der Staubveränderungen: ....

5. Ergebnis der Untersuchung:
   a) fähig zur Verrichtung von Gesteinsarbeiten? — ja — nein —
   b) fähig zur Verrichtung der sonstigen wesentlichen und gleichwertigen
   Arbeiten **unter** Tage? — ja — nein —
   c) fähig zur Verrichtung der gleichwertigen Arbeiten **über** Tage? —
   ja — nein —
   d) berufsunfähig? — ja — nein —

6. a) Hat Arbeitswechsel stattgefunden? — ja — nein —
   b) Wann? ....
   c) Welche Tätigkeit wird jetzt verrichtet? ....

IV. Untersuchung am ....

1. Untersuchende Stelle: ....

2. a) Ist seit der letzten Untersuchung ununterbrochen Gesteinsarbeit verrichtet worden? — ja — nein —
   b) Verneinendenfalls, während welcher Zeit wurde Gesteinsarbeit verrichtet?
   vom .... bis .... auf Zeche .... als ....

3. Lungenbefund unter besonderer Berücksichtigung der Veränderungen
   seit der letzten Untersuchung: ....
   ....

4. Stadium der Staubveränderungen: ....

5. Ergebnis der Untersuchung:
   a) fähig zur Verrichtung von Gesteinsarbeiten? — ja — nein —
   b) fähig zur Verrichtung der sonstigen wesentlichen und gleichwertigen
   Arbeiten **unter** Tage? — ja — nein —
   c) fähig zur Verrichtung der gleichwertigen Arbeiten **über** Tage? —
   ja — nein —
   d) berufsunfähig? — ja — nein —

6. a) Hat Arbeitswechsel stattgefunden? — ja — nein —
   b) Wann? ....
   c) Welche Tätigkeit wird jetzt verrichtet? ....

Formular 3.

⚒

Ruhr-Knappschaft
Bezirksverein der Reichsknappschaft

Bochum, den .... 19..

Geschäftsabteilung X.

An die

Zeche ....

Schacht ....

Betrifft: **Ärztliche Untersuchung der Gesteinsarbeiter.**

Der dort beschäftigte Versicherte ....
geboren am ...., Markennummer ....,
ist zwecks Feststellung, ob er die Gesteinsarbeit ohne Schädigung seiner Gesundheit weiterverrichten kann, in der oberärztlichen
Station in .... untersucht worden. Das Ergebnis
ist folgendes:

a) fähig zur Verrichtung von Gesteinsarbeiten? — ja — nein —

b) fähig zur Verrichtung der sonstigen wesentlichen und gleichwertigen Arbeiten **unter** Tage? — ja — nein —

c) fähig zur Verrichtung der gleichwertigen Arbeiten **über** Tage?
ja — nein —

d) berufsunfähig? — ja — nein —

Die Verwaltung der Ruhr-Knappschaft

Anmerkung: Diese Mitteilung ist bei Abkehr des Untersuchten in das Arbeitsbuch (Hauerbuch) einzukleben.

R. K. Vordruck III 287 e.

Formular 4a.

Ruhr-Knappschaft
Bezirksverein der Reichsknappschaft

Bochum, den . . . . 19 . .

Geschäftsabteilung X.

An die

Zeche . . . .

Schacht . . . .

Betrifft: Ärztliche Untersuchung der Gesteinsarbeiter.

Der dort beschäftigte Versicherte . . . . ,
geboren am . . . ., Markennummer . . . .,
ist zwecks Feststellung, ob er die Gesteinsarbeit ohne Schädigung seiner Gesundheit weiterverrichten kann, in der oberärztlichen Station in . . . . untersucht worden. Das Ergebnis ist folgendes:

a) fähig zur Verrichtung von Gesteinsarbeiten? — ja — nein —
b) fähig zur Verrichtung der sonstigen wesentlichen und gleichwertigen Arbeiten **unter** Tage? — ja — nein —
c) fähig zur Verrichtung der gleichwertigen Arbeiten **über** Tage? ja — nein —
d) berufsunfähig? — ja — nein —

Die Verwaltung der Ruhr-Knappschaft.

Anmerkung: Diese Mitteilung ist bei der Abkehr des Untersuchten in das Arbeitsbuch (Hauerbuch) einzukleben.
R. K. Vordruck III 287 e.

Formular 4b.

. . . ., den . . . . 19 . .

An die Verwaltung der Ruhr-Knappschaft,
Bochum.

Betrifft: Geschäftsabteilung X.

Der auf Steinstaublunge untersuchte Bergmann . . . .
. . . ., geboren am . . . .,
wird nunmehr als . . . . beschäftigt.

Zeche . . . . Schacht . . . .

. . . .
(Unterschrift)

Verlag von Julius Springer / Berlin

Beihefte zum Zentralblatt für Gewerbehygiene und Unfallverhütung

Herausgegeben von der Deutschen Gesellschaft für
Gewerbehygiene in Frankfurt a. Main, Platz der Republik 49

Beiheft 7:
Arbeit und Ermüdung. Von Professor Dr. E. Atzler - Berlin; Gewerbemedizinalrat Dr. H. Betke-Wiesbaden; Dr. G. Lehmann-Berlin; Professor Dr. E. Sachsenberg-Dresden nebst Beiträgen von Medizinalrat Dr.
L. Ascher-Frankfurt a. M.; Dr. Brieger-Marburg a. L.; Dr. E. Simonson-
Frankfurt a. M. Mit 44 Textabbildungen und 9 Tabellen. IV, 91 Seiten.
1927. RM 4.80

Beiheft 8:
Gewerbliche Ohrenschädigungen und ihre Verhütung. Von Sanitätsrat
Dr. Peyser-Berlin und Gewerberat Dr. Maué-Münster. VI, 39 Seiten.
1928. RM 2.40

Beiheft 9:
**Grundlagen und Aufgaben der physiologischen Arbeitseignungs=
prüfung und der Anlernung.** Von Oberingenieur R. C. Arnhold-
Gelsenkirchen; Medizinalrat Dr. L. Ascher-Frankfurt a. M.; Professor
Dr. E. Atzler-Berlin; Professor Dr. H. Rupp-Berlin. Mit 41 Text-
abbildungen. V, 109 Seiten. 1928. RM 6.80

Beiheft 10:
**Die Bedeutung der Beleuchtung für Gesundheit und Leistungs=
fähigkeit.** Von Oberregierungsrat Professor Dr. Holtzmann-Karlsruhe
i. B.; Dipl.-Ingenieur Schneider-Berlin; Professor Dr. Schütz-Berlin;
Dr. Thies-Dessau; Dr.-Ing. Bloch-Berlin. Mit 29 Textabbildungen.
IV, 53 Seiten. 1928. RM 3.60

Beiheft 11:
**Hygiene und Gesundheitsgefahren der Werft= und Hafenarbeit
und der Arbeit des Heizpersonals auf Schiffen.** Von Oberarzt Dr.
Rothfuchs-Hamburg; Obergewerberat Dr. Barkow-Hamburg; Pro-
fessor Dr. Schwarz-Hamburg nebst Beiträgen von Dr. Meyer-
Brodnitz-Berlin; M. Grotjahn-Berlin; E. Riedel-Berlin. Mit 8
Textabbildungen. IV, 48 Seiten. 1928. RM 2.80

Beiheft 12:
Fließarbeit. Von Dr.-Ing. E. h. C. Köttgen nebst Beiträgen von
O. Streine und Dr. W. von Bonin. Mit 29 Textabbildungen. V,
39 Seiten. 1928. RM 2.60

Beiheft 13:
Frauenarbeit. Von Professor Dr. med. A. Thiele, Ministerialrat, Geh.
Med.-Rat, Sächs. Landesgewerbearzt, Dresden; Dr. med. E. Krüger,
Regierungsgewerberat, Dresden; Professor Dr. med. H. Sellheim, Geh.
Med.-Rat, Leipzig; M. Juchacz, M. d. R., Berlin; G. Leifer, Direktor,
Berlin-Siemensstadt; Dr. med. H. Küstner, Privatdozent, Leipzig. Mit
60 Abbildungen. V, 76 Seiten. 1929. RM 8.40

Beiheft 14:
Arbeiterschutz und Rationalisierung. Von Gewerberat Professor Dr.-
Ing. Dr. Waffenschmidt, Heidelberg; Gewerbemedizinalrat Dr. med.
H. Gerbis, Berlin; Regierungsrat Dr.-Ing. H. Eibel, Berlin. Mit 28
Abbildungen. V, 59 Seiten. 1929. RM 4.80

Gewerbestaub und Lungentuberkulose (Stahl=, Porzellan=, Kohle=, Kalkstaub und Ruß). Eine literarische und experimentelle Studie. Von Dr. med. **K. W. Jötten,** o. ö. Professor der Hygiene und Direktor des Hygienischen Instituts der Westfälischen Wilhelms-Universität in Münster i. W., und Dr. med. **W. Arnoldi,** ehemal. Assistent am Hygienischen Institut in Münster i. W. Mit 105 Abbildungen. VI, 256 Seiten. 1927. RM 27.—

(Bildet Heft 16 der „Schriften aus dem Gesamtgebiet der Gewerbehygiene".)

Aus den Besprechungen:

Die Verfasser haben die Beziehungen verschiedener Koniose-Arten zur Lungentuberkulose in langwierigen und mühsamen Kaninchen-Experimenten studiert und kommen zu dem Resultat, daß Stahlstaub, Porzellanstaub mit viel Kieselsäure oder mit wenig Kieselsäure, Kohlenstaub und Ruß in dieser Reihenfolge die Tuberkulose, und zwar die primäre Tuberkulose wie die Superinfektion, ungünstig beeinflussen, während Kalkstaub keinen Einfluß ausübt oder vielleicht sogar einen günstigen. Die Untersuchungen sind mit speziellen komplizierten Apparaturen, Röntgenkontrolle des Lungentuberkuloseablaufes und genauen Sektionsprotokollen höchst sorgfältig durchgeführt und dürften einen derzeitigen Abschluß hinsichtlich der experimentellen Nachprüfung dieser Frage bedeuten. Die Ausstattung des Buches mit den zahlreichen Abbildungen und Röntgenbildern ist ausgezeichnet.

„Klinische Wochenschrift".

Die Staublungenerkrankung (Pneumonokoniose) der Sand= steinarbeiter. Von Professor Dr. **A. Thiele,** Ministerialrat, Landesgewerbearzt in Dresden, und Stadtmedizinalrat Dr. **E. Saupe,** Privatdozent an der Technischen Hochschule in Dresden. Mit 22 Abbildungen. III, 69 Seiten. 1927. RM 6.90

(Bildet Heft 17 der „Schriften aus dem Gesamtgebiet der Gewerbehygiene".)

Aus den Besprechungen:

Im ersten Teil gibt Thiele einen geschichtlichen Überblick über die Entwicklung der Sandsteinindustrie im Elbsandsteingebirge, ihre Unfallverhütungsmaßregeln und die Gesundheitsgefährdung durch Staub. Die Geologie dieses Gebietes und die angewandte Arbeitstechnik wird beschrieben, und zum Schluß werden kurz die Ergebnisse einer Reihenuntersuchung mitgeteilt. — Im klinischen Teil berichtet S a u p e ausführlich über die Ergebnisse der klinischen und insbesondere der röntgenologischen Untersuchung von Steinarbeitern. Insgesamt wurden 112 Steinbrecher und Steinmetzen untersucht, darunter 92 auch röntgenologisch. Unter Beibringung von 22 schönen, instruktiven Röntgenbildern wird das klinisch-röntgenologische Bild der Erkrankung dargelegt. In zusammenfassender Besprechung werden dann diese Befunde erörtert, und insbesondere werden die Differentialdiagnose, die Unterschiede von der Tuberkulose und die Beziehungen zwischen Tuberkulose und Pneumokoniose besprochen, dann das klinische Gesamtbild der Staublunge herausgearbeitet . . .

„Zentralblatt für die gesamte Hygiene".

Staublunge und Staublungentuberkulose. Von Dr. **Franz Ickert,** Regierungs- und Medizinalrat in Gumbinnen, ehemaliger Leiter der Tuberkulose - Fürsorgestelle in Mansfeld. Mit 7 Abbildungen. VI, 64 Seiten. 1928. RM 4.80; gebunden RM 6.90

(Bildet Band 4 der Sammlung „Die Tuberkulose und ihre Grenzgebiete in Einzeldarstellungen".)

Die Abonnenten der „Beiträge zur Klinik der Tuberkulose" sowie des „Zentralblatt für die gesamte Tuberkuloseforschung" erhalten einen Nachlaß von 10%.

Aus den Besprechungen:

I c k e r t ergänzt die neueren Bücher zum Gegenstand durch seine geschickte Übersicht über die bisherigen eigenen und fremden Ergebnisse. Seine an den Mansfelder Erzbergleuten gewonnene Ansicht von der gegenseitigen Beeinflussung der Tuberkulose und Staublunge hat sich als allgemeingültig erwiesen, denn die Infektion ist für Entstehung und Verlauf der Staublunge entscheidend. Die Tuberkulose verläuft in der Staublunge vorwiegend indurativ-zirrhotisch. Alte Herde können aber durch gefährliche Staubarten zu neuer Aussaat angefacht werden. Staub mit kristallinischer Kieselsäure ist gefährlich, ferner Schmirgel, besonders zusammen mit Metallschleifstaub. Die beiden Krankheiten müssen als gewerbliche Berufskrankheiten entschädigungspflichtig werden.

„Deutsche Medizinische Wochenschrift".